歯科臨床と診療補助シリーズ
❺

口腔外科学と診療補助

監修
束理 十三雄

著
山口 晃　佐野公人

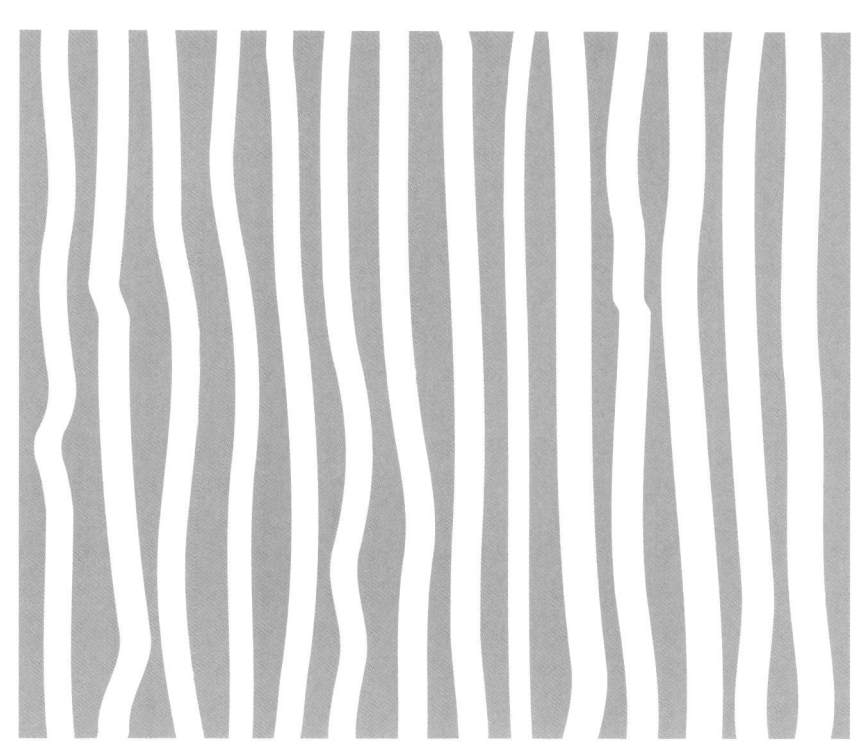

クインテッセンス出版株式会社

監修者の序

　本邦における歯科衛生士教育は昭和24年(1949)に開始され，すでに50余年を経過した．その間，昭和58年(1983)には教育内容の全面的な改正に伴い，修業年限が2年以上に改められた．さらに平成元年(1989)6月には歯科衛生士法の一部改正により，業務内容に新たに保健指導が加わって，従前にも増して包括的な知識と技術の習得が求められることになった．次いで平成11年(1999)5月には，厚生省「歯科衛生士の資質の向上に関する検討会」より，主要業務である「歯科予防処置」「歯科診療補助」「歯科保健指導」に関する技能習得だけではなく，その基礎となる理論体系ならびに学問体系を将来的に構築することなど教育内容の見直しも含め，修業年限も現行の2年を3年に延長することなどについての意見書が出された．

　これらの趨勢と時代の要請を勘案すれば，歯科衛生士の修業年限が3年制へと移行することは至当であると思われる．本シリーズでは，このような動向を踏まえて，歯科衛生士試験の出題科目「歯科臨床大要」の各項目とその治療時の診療補助を各分冊に纏め，簡明かつビジュアルに編纂した．各分冊の大項目，中項目は，歯科衛生士試験出題基準に準拠しており，試験学習を兼ねた実技シリーズとなっている．また歯科臨床における記述は，診療補助を前提とした基礎的な学理と連携するように配されており，各分冊では歯科衛生士の診療補助業務について，共同動作，術式，患者対応，材料，薬品，器具の取り扱い等，実際の診療時の写真を多数掲載して，確実にそれらの技能を習得できるように詳述してある．

　本シリーズの著者は，いずれも日本歯科大学新潟歯学部附属病院で臨床の第一線に携わっており，また日本歯科大学新潟短期大学歯科衛生学科ならびに専攻科においても歯科衛生士の養成にあたっている．超高齢社会の到来とともに，国民の医療に対するニーズがますます高まっている折から，歯科医師とともに歯科保健医療を支える歯科衛生士の資質向上のためにも，本シリーズが有効に活用されることを願ってやまない．

2001年1月

東理　十三雄

序　文

　口腔外科学は，歯・顎・口腔領域に生じる疾患の診断や治療を学ぶ学問である．その疾患は，歯や歯周組織に起因するものから腫瘍のように原因不明で隣接組織や全身に及ぶもの，全身疾患の一つの症状として口腔に現れるものまで様々である．また，治療も手術だけでなく薬物療法をはじめ種々の治療が行われ，医科専門医との連携を必要とする場合も少なくない．

　一方，歯科麻酔学は，歯科治療を受ける患者の全身管理を学ぶ学問である．歯科治療における局所麻酔をはじめ，基礎疾患を有する患者の管理や全身偶発症への対策，究極の全身管理法としての心肺蘇生法，さらに口腔外科手術や障害者(児)歯科治療で頻用される全身麻酔まで幅広い知識が必要とされる．

　これらの知識は，日常の歯科臨床ではあまり関係のないことのように思われがちであるが，医学が進歩し高齢社会となった現代においては，重要性が増している．すなわち，従来であれば歯科治療ができなかったような全身疾患を持つ患者や寝たきり高齢者，障害者(児)，一見健康に見えるが様々な基礎疾患を持つ患者等の歯科治療の機会が増えているからである．さらに，AIDSやウイルス性肝炎，MRSAなどの院内感染をはじめとする医療事故に対しても万全の対策が要求されるようになってきている．

　限られた紙面で全てを網羅することは不可能であるが，国家試験出題基準を基本に実際の臨床においても実用的であるようにと考え本書を執筆した．幅広い知識と技術を修得し第一線の歯科衛生士として活躍するための一助として役立てば幸甚である．

　おわりに，執筆にあたりご協力を頂いた日本歯科大学新潟短期大学中村直樹助教授をはじめ，日本歯科大学新潟歯学部口腔外科学教室第1講座ならびに歯科麻酔学教室の諸先生，日本歯科大学新潟歯学部フォトセンター熊木三夫氏に感謝の意を表します．

2001年1月

山　口　　　晃
佐　野　公　人

目 次

Ⅰ．口腔外科学

第1章　顎口腔領域の先天異常／2

- 1-1．歯の異常 ……………………………………………………………… 2
  - A．歯数の異常 ………………………………………………………… 2
  - B．萌出時期の異常 …………………………………………………… 2
- 1-2．小帯の異常 …………………………………………………………… 3
  - A．舌小帯短縮症 ……………………………………………………… 3
  - B．上唇小帯付着異常 ………………………………………………… 3
  - C．頰小帯付着異常 …………………………………………………… 4
- 1-3．口唇・口蓋裂 ………………………………………………………… 4
  - A．発生と原因 ………………………………………………………… 4
  - B．分類と障害 ………………………………………………………… 4
  - C．治療 ………………………………………………………………… 5
- 1-4．顎変形症 ……………………………………………………………… 6

第2章　顎口腔領域の損傷／9

- 2-1．軟組織の損傷 ………………………………………………………… 9
  - A．機械的損傷 ………………………………………………………… 9
  - B．温度的損傷 ………………………………………………………… 9
  - C．電気的損傷 ………………………………………………………… 9
  - D．化学的損傷 ………………………………………………………… 9
  - E．放射線損傷 ………………………………………………………… 9
- 2-2．歯の外傷 ……………………………………………………………… 9
  - A．破折 ………………………………………………………………… 10
  - B．外傷性歯根膜炎 …………………………………………………… 10
  - C．脱臼 ………………………………………………………………… 10
- 2-3．骨折 …………………………………………………………………… 11
  - A．歯槽骨骨折 ………………………………………………………… 12
  - B．顎骨骨折 …………………………………………………………… 12

第3章　口腔軟組織の炎症／14

- 3-1．口内炎 …………………………………………………………………………14
  - A．アフタ …………………………………………………………………14
- 3-2．口唇炎・口角炎・舌炎 ………………………………………………………14
  - A．口唇炎 …………………………………………………………………14
  - B．口角炎 …………………………………………………………………14
  - C．舌炎 ……………………………………………………………………14
- 3-3．水疱を形成する疾患 …………………………………………………………15
  - A．口唇(単純)ヘルペス …………………………………………………15
  - B．帯状疱疹 ………………………………………………………………15
- 3-4．びらん・潰瘍を形成する疾患 ………………………………………………15
  - A．再発性アフタ …………………………………………………………15
  - B．褥瘡性潰瘍 ……………………………………………………………16
- 3-5．白斑を主体とする疾患 ………………………………………………………16
  - A．カンジダ症 ……………………………………………………………16
  - B．扁平苔癬 ………………………………………………………………16
- 3-6．その他 …………………………………………………………………………16
  - A．放線菌症 ………………………………………………………………16
  - B．唾石症 …………………………………………………………………17

第4章　顎骨の炎症／19

- 4-1．歯槽膿瘍 ………………………………………………………………………19
- 4-2．智歯周囲炎 ……………………………………………………………………20
- 4-3．上顎洞炎 ………………………………………………………………………20
- 4-4．ドライソケット ………………………………………………………………21
- 4-5．顎炎，顎骨周囲炎 ……………………………………………………………21
  - A．顎骨骨膜炎 ……………………………………………………………22
  - B．顎骨骨髄炎 ……………………………………………………………22
  - C．顎骨周囲炎 ……………………………………………………………24

第5章　顎関節の異常／25

- 5-1．顎関節脱臼 ……………………………………………………………………25
- 5-2．顎関節症 ………………………………………………………………………27
- 5-3．顎関節強直症 …………………………………………………………………28

第6章　顎口腔領域の囊胞／30

- 6-1．歯原性囊胞 ……………………………………………………30
  - A．歯根囊胞 ………………………………………………30
  - B．濾胞性歯囊胞 …………………………………………31
- 6-2．非歯原性囊胞 …………………………………………………32
  - A．鼻口蓋管囊胞 …………………………………………32
  - B．術後性上顎囊胞 ………………………………………32
  - C．その他 …………………………………………………32
- 6-3．粘液囊胞 ………………………………………………………32
  - A．粘液瘤 …………………………………………………32
  - B．ガマ腫 …………………………………………………32
  - C．その他の軟組織囊胞 …………………………………33

第7章　顎口腔領域の腫瘍 …………………………………………34

- 7-1．歯原性腫瘍 ……………………………………………………34
  - A．エナメル上皮腫 ………………………………………34
  - B．歯牙腫 …………………………………………………35
  - C．セメントーマ …………………………………………36
- 7-2．口腔軟組織の良性腫瘍 ………………………………………36
  - A．上皮性腫瘍 ……………………………………………36
  - B．非上皮性腫瘍 …………………………………………37
- 7-3．唾液腺腫瘍 ……………………………………………………37
- 7-4．腫瘍類似疾患 …………………………………………………37
  - A．エプーリス ……………………………………………37
  - B．義歯性線維症 …………………………………………38
  - C．薬物性歯肉肥大 ………………………………………38
- 7-5．悪性腫瘍 ………………………………………………………39
  - A．悪性上皮性腫瘍（癌腫） ……………………………39
  - B．悪性非上皮性腫瘍（肉腫） …………………………41
- 7-6．前癌病変 ………………………………………………………41
  - A．白板症 …………………………………………………41
  - B．紅板症 …………………………………………………42

第8章　全身疾患の口腔病変／43

- 8-1．白血病 …………………………………………………………43

　　　　Ａ．急性白血病 …………………………………………………………43
　　　　Ｂ．慢性白血病 …………………………………………………………43
　　8-2．ベーチェット病 ……………………………………………………………43
　　8-3．エイズ ………………………………………………………………………44

Ⅱ．口腔外科小手術と診療補助

第1章　手術器具と準備／46

　　1-1．滅菌と消毒 …………………………………………………………………46
　　　　Ａ．器具器材の滅菌・消毒 ……………………………………………46
　　　　Ｂ．手指消毒 ……………………………………………………………50
　　　　Ｃ．手術野の消毒 ………………………………………………………54
　　1-2．小手術用器具の種類，用途と取り扱い …………………………………54
　　1-3．縫合用器材の種類，用途と取り扱い ……………………………………57
　　1-4．院内感染対策 ………………………………………………………………59
　　　　Ａ．ユニバーサルプリコーション ……………………………………60
　　　　Ｂ．感染症患者に使用した器具，器材の取り扱い …………………61

第2章　抜歯術／62

　　2-1．抜歯に用いられる器具の種類，用途と取り扱い ………………………62
　　2-2．抜歯の実際と診療補助 ……………………………………………………65
　　　　Ａ．術式 …………………………………………………………………65
　　　　Ｂ．診療補助 ……………………………………………………………66
　　2-3．抜歯後の注意事項 …………………………………………………………67
　　2-4．偶発症と対策 ………………………………………………………………67
　　　　Ａ．抜歯時の偶発症 ……………………………………………………67
　　　　Ｂ．抜歯後の偶発症 ……………………………………………………68
　　　　Ｃ．対策 …………………………………………………………………68

第3章　口腔外科小手術／69

　　3-1．切開・排膿 …………………………………………………………………69
　　　　Ａ．手術の概要 …………………………………………………………69
　　　　Ｂ．器具，器材 …………………………………………………………69
　　　　Ｃ．手術の実際と補助 …………………………………………………69
　　3-2．歯槽骨整形術 ………………………………………………………………69

　　　　　Ａ．手術の概要 …………………………………………………………………69
　　　　　Ｂ．器具，器材 …………………………………………………………………71
　　　　　Ｃ．手術の実際と補助 …………………………………………………………71
　　３-３．囊胞摘出手術 …………………………………………………………………71
　　　　　Ａ．手術の概要 …………………………………………………………………71
　　　　　Ｂ．器具，器材 …………………………………………………………………73
　　　　　Ｃ．手術の実際と補助 …………………………………………………………73
　　３-４．歯の移植と再植 ………………………………………………………………74
　　　　　Ａ．手術の概要 …………………………………………………………………74
　　　　　Ｂ．器具，器材 …………………………………………………………………75
　　　　　Ｃ．手術の実際と補助 …………………………………………………………75
　　３-５．歯槽骨骨折手術 ………………………………………………………………76
　　　　　Ａ．手術の概要 …………………………………………………………………76
　　　　　Ｂ．器具，器材 …………………………………………………………………76
　　　　　Ｃ．手術の実際と補助 …………………………………………………………76
　　３-６．顎骨骨折固定術 ………………………………………………………………77
　　　　　Ａ．手術の概要 …………………………………………………………………77
　　　　　Ｂ．器具，器材 …………………………………………………………………77
　　　　　Ｃ．顎間固定の実際と補助 ……………………………………………………77
　　３-７．口腔インプラント ……………………………………………………………79
　　　　　Ａ．手術の概要 …………………………………………………………………79
　　　　　Ｂ．器具，器材 …………………………………………………………………79
　　　　　Ｃ．手術の実際と補助 …………………………………………………………79
　　３-８．口腔出血に対する処置法 ……………………………………………………81
　　　　　Ａ．止血法と止血剤の種類 ……………………………………………………81
　　　　　Ｂ．止血処置の実際と診療補助 ………………………………………………82

Ⅲ．歯科麻酔学

第１章　全身状態の評価／86

　　１-１．バイタルサインとは …………………………………………………………86
　　　　　Ａ．バイタルサインの意義 ……………………………………………………86
　　　　　Ｂ．バイタルサインの測定方法 ………………………………………………86
　　１-２．病歴の聴取と問診ならびに注意すべき全身疾患 …………………………89
　　　　　Ａ．問診事項 ……………………………………………………………………90

　　　　B．注意すべき全身疾患 …………………………………………………………90

第2章　麻酔法／95

　2-1．局所麻酔 ……………………………………………………………………………95
　　　　A．局所麻酔薬 …………………………………………………………………95
　　　　B．局所麻酔法 …………………………………………………………………96
　　　　C．局所麻酔の補助，準備する器具・薬剤 …………………………………99
　　　　D．局所麻酔の合併症 ………………………………………………………102
　2-2．精神鎮静法 …………………………………………………………………………105
　　　　A．吸入鎮静法 ………………………………………………………………106
　　　　B．静脈内鎮静法 ……………………………………………………………107
　2-3．全身麻酔法 …………………………………………………………………………110
　　　　A．全身麻酔の種類 …………………………………………………………110
　　　　B．全身麻酔薬 ………………………………………………………………111
　　　　C．術前の患者管理 …………………………………………………………112
　　　　D．全身麻酔の補助 …………………………………………………………113
　　　　E．外来全身麻酔 ……………………………………………………………116

第3章　救急蘇生法／117

　3-1．一次救命処置 ………………………………………………………………………117
　　　　A．気道確保 …………………………………………………………………117
　　　　B．人工呼吸 …………………………………………………………………118
　　　　C．心マッサージ ……………………………………………………………119
　3-2．二次救命処置 ………………………………………………………………………121
　　　　A．気道確保 …………………………………………………………………121
　　　　B．人工呼吸 …………………………………………………………………121
　　　　C．心マッサージ ……………………………………………………………121
　　　　D．薬剤の投与 ………………………………………………………………121
　　　　E．心電図 ……………………………………………………………………121
　　　　F．細動の治療 ………………………………………………………………121
　　　　G．計測と予後判定 …………………………………………………………121
　　　　H．低体温療法 ………………………………………………………………121
　　　　I．集中治療 …………………………………………………………………121
　3-3．救急蘇生法を必要とする患者に遭遇した場合の心得 …………………………121
　3-4．酸素ボンベの取り扱い ……………………………………………………………122

A．酸素ボンベのセッティングについて……………………………122
　　　B．酸素ボンベの保守管理……………………………………………122

第 4 章　神経疾患／123
　4-1．疼痛の悪循環……………………………………………………………123
　4-2．三叉神経障害……………………………………………………………123
　　　A．三叉神経痛…………………………………………………………123
　　　B．三叉神経麻痺………………………………………………………124
　4-3．顔面神経障害……………………………………………………………125
　　　A．顔面神経麻痺………………………………………………………125
　　　B．Ramsay-Hunt Syndrome …………………………………………126
　　　C．顔面痙攣……………………………………………………………126
　　　D．膝神経痛……………………………………………………………126
　4-4．舌咽神経障害……………………………………………………………127
　　　A．舌咽神経痛…………………………………………………………127
　　　B．舌咽神経麻痺………………………………………………………127
　4-5．口腔心身症………………………………………………………………127

Ⅳ．臨床検査

第 1 章　主要臨床検査／130
　1-1．主要臨床検査……………………………………………………………130
　　　A．尿検査………………………………………………………………130
　　　B．血液学的検査………………………………………………………132
　　　C．血液型検査…………………………………………………………133
　　　D．貧血の検査…………………………………………………………134
　　　E．出血性素因検査……………………………………………………135
　　　F．唾液の検査…………………………………………………………135
　　　G．感染症の検査………………………………………………………136
　　　H．肝機能検査…………………………………………………………136
　　　I．糖尿病の検査………………………………………………………137
　　　J．病理組織学的検査…………………………………………………138

　索　　引………………………………………………………………………139

巻頭カラー

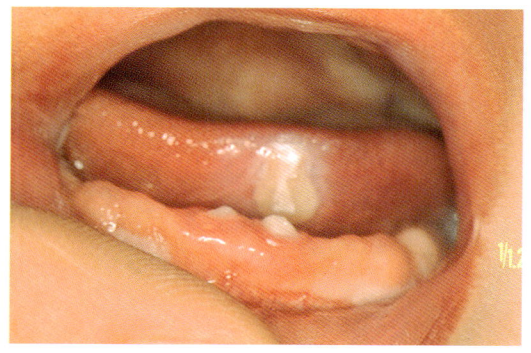

写真1　リガ・フェーデ病.
　下顎乳前歯部の先天歯によって舌下面が擦過されて潰瘍を形成している.

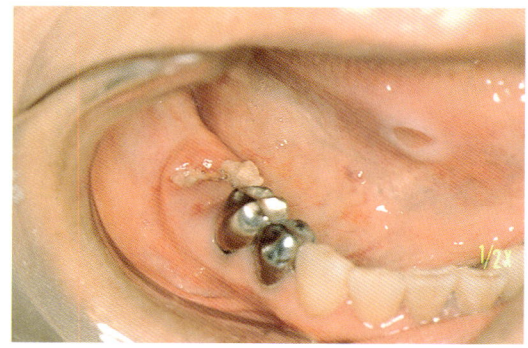

写真2　褥瘡性潰瘍.
　右側下顎第一大臼歯の歯の鋭縁が接触する舌側縁部に潰瘍形成がみられる. 潰瘍の辺縁は滑らかで, 底面は平坦である.

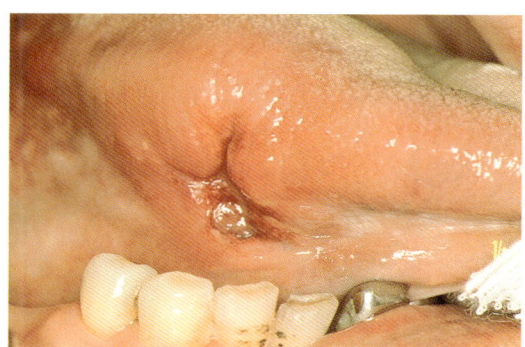

写真3　癌性潰瘍.
　癌による潰瘍は, 形が不規則で凹凸を示し, 周囲は堤防状に隆起して硬い. 出血や特有な悪臭を伴うことが多い.

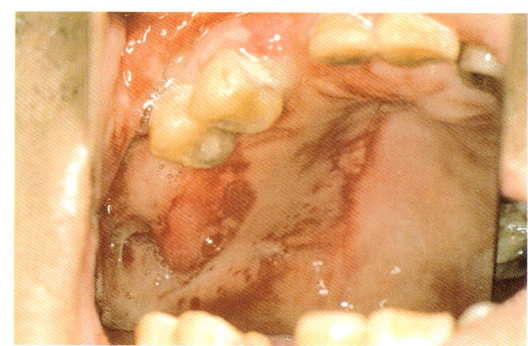

写真4　放射線口内炎.
　上顎癌に対する放射線治療後に生じた口内炎. 照射された部分に口内炎が強くみられている.

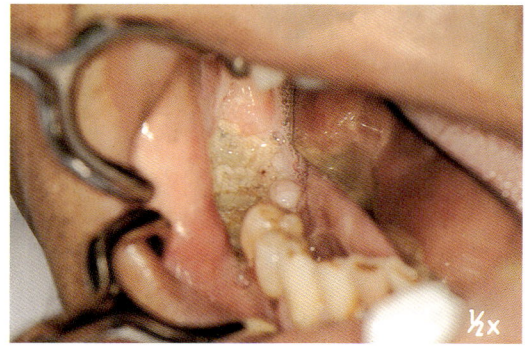

写真5　放射線骨髄炎.
　舌癌に対する放射線治療後に抜歯が行われ骨髄炎となった. 放射線照射後の骨は壊死状態になっており, 容易に骨髄炎に移行しやすい.

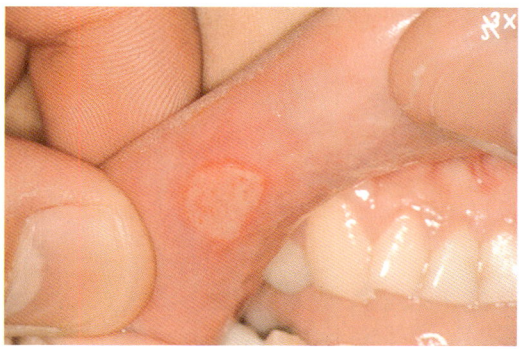

写真6　アフタ.
　口唇粘膜に生じたアフタ. 周囲が紅暈で囲まれた類円形の有痛性潰瘍である. 再発を繰り返す場合は, ベーチェット病を疑う.

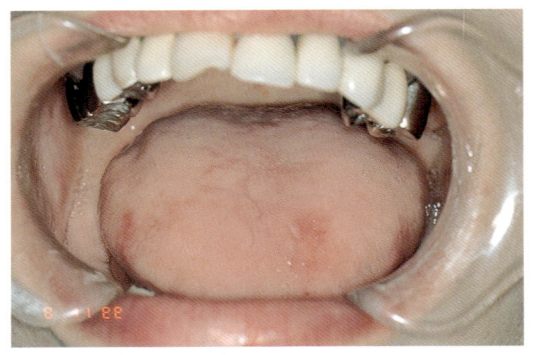

写真7　ハンター舌炎．
　悪性貧血にみられる舌の症状．舌乳頭が消失し，赤く平滑な表面を呈する．熱くヒリヒリするような灼熱感を訴える．

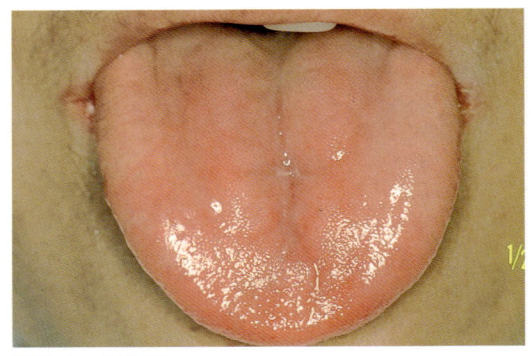

写真8　平滑舌．
　鉄欠乏性貧血（プランマー・ビンソン症候群）にみられる舌の症状．舌乳頭が消失し平滑となるが，ハンター舌炎に比べて発赤や疼痛は少ない．

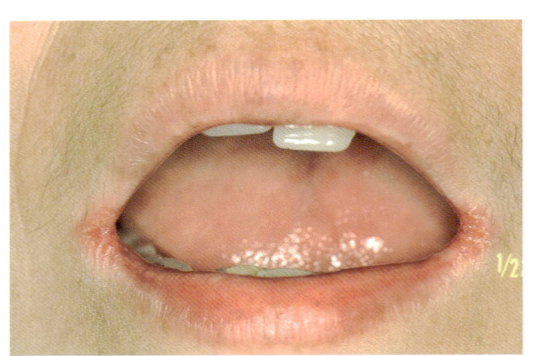

写真9　口角炎．
　鉄欠乏性貧血（プランマー・ビンソン症候群）では，口角炎や口角びらんもしばしばみられ，難治性である．

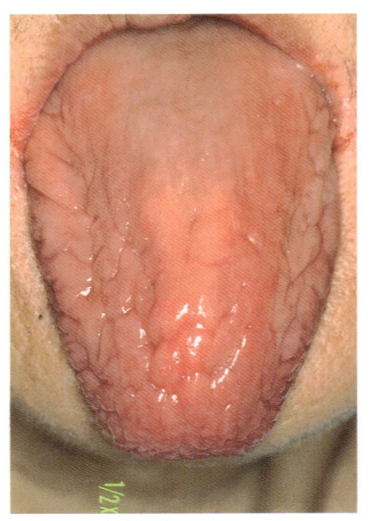

写真10　溝状舌．
　舌に深い溝や皺が多数みられる．治療の必要はない．

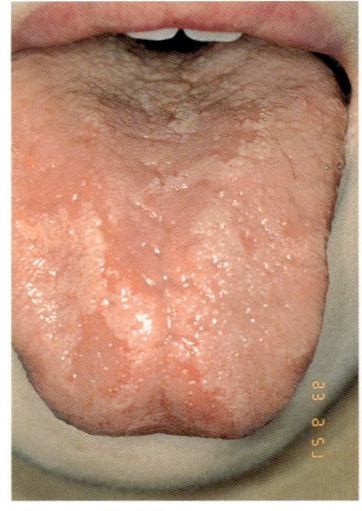

写真11　地図状舌．
　部分的に舌乳頭が消失し，不定形の地図状模様を呈する．模様は時間の経過とともに変化する．

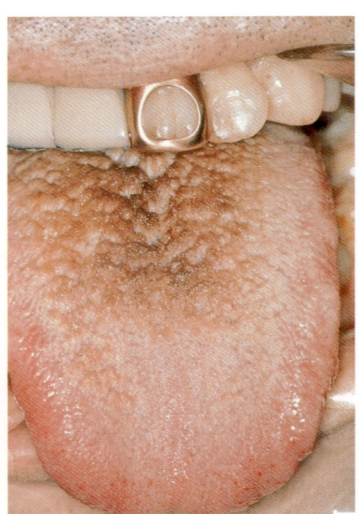

写真12　黒毛舌．
　抗菌薬を続けて使用すると常在菌のバランスが崩れて発症する．糸状乳頭が伸びて毛のようにみえる．

巻頭カラー

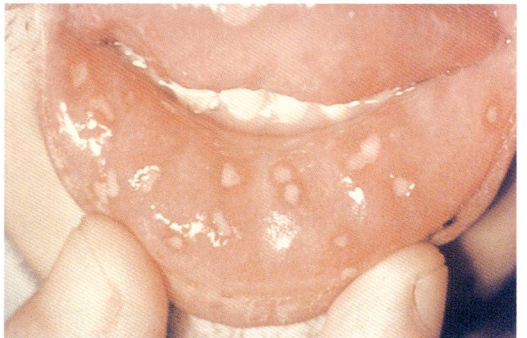

写真13　疱疹性口内炎．
　口腔粘膜や歯肉に多数の水疱ができ，破れてアフタ様の口内炎となる．単純疱疹ウイルスが原因である．

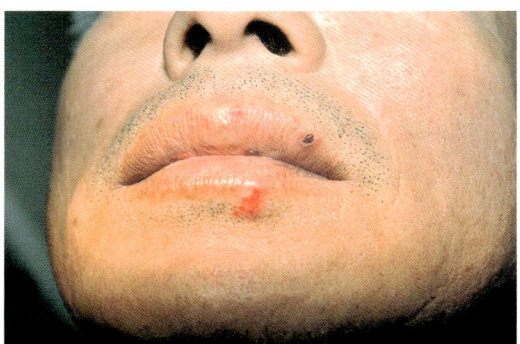

写真14　口唇ヘルペス．
　赤唇皮膚移行部に小水疱がみられ，強い痛みを訴える．単純疱疹ウイルスが原因である．成人以降で体調不良時などに再発を繰り返す．

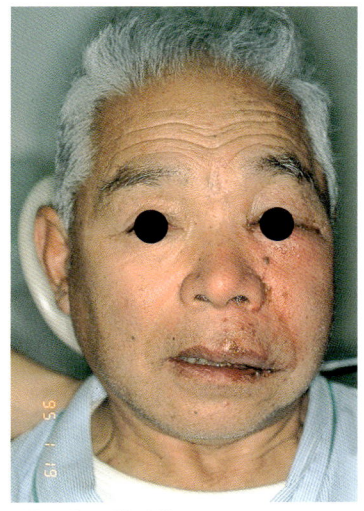

写真15　帯状疱疹（顔貌）．
　三叉神経第2枝（上顎神経）領域に生じた帯疹．神経支配領域の皮膚のみに発赤と水疱がみられる．

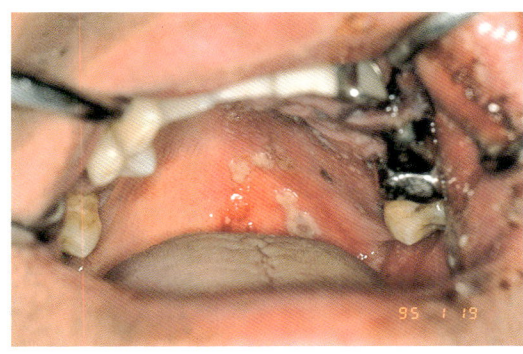

写真16　帯状疱疹（口腔内）．
　口腔内では片側の上顎歯肉にのみ水疱が生じている．正中は越えない．口腔内の水疱は破れやすく，びらんや潰瘍となる．

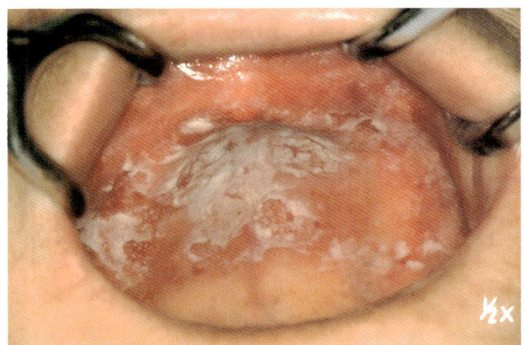

写真17　口腔カンジダ症（高齢者）．
　高齢者の口蓋にみられたカンジダ症．カンジダ・アルビカンスが原因である．白色の偽膜はガーゼなどでこすると容易に剝離する．

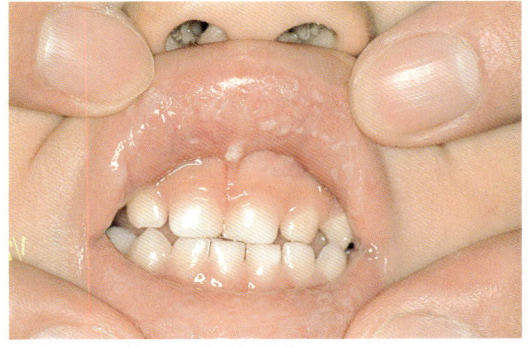

写真18　口腔カンジダ（小児）．
　小児にみられたカンジダ症．カンジダ症は小児，高齢者，免疫不全の患者など免疫抵抗力の低下している場合や菌交代症で発症する．

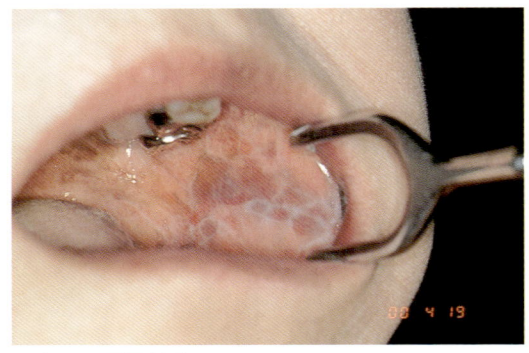
写真19　扁平苔癬．
　頰粘膜に白色レース状の変化がみられる．擦過しても剝離しない．

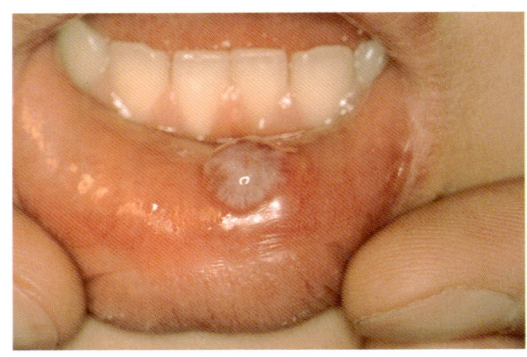
写真20　粘液瘤．
　下唇にみられた粘液瘤．上顎犬歯，側切歯が接触する部位に多い．半球状の膨隆を呈し，波動を触れる．

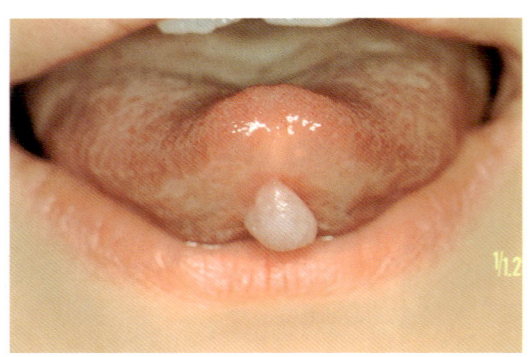
写真21　ブランダン・ヌーン囊胞．
　舌尖下面（前舌腺）に発生した粘液囊胞をブランダン・ヌーン囊胞という．

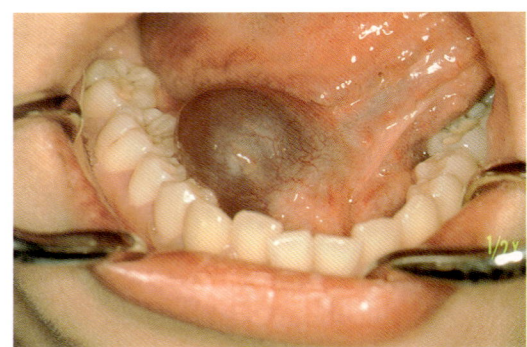
写真22　ガマ腫（ラヌーラ）．
　舌下腺やワルトン管に関連する粘液貯留囊胞をガマ腫という．片側口底部に生じる．顎下部にみられることもある．

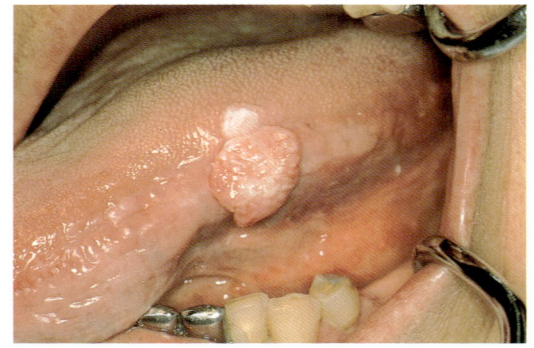
写真23　乳頭腫．
　左側舌側縁に生じた乳頭腫．表層上皮性良性腫瘍で表面は細かな凹凸を呈する．表面は角化し白色を呈することも多い．

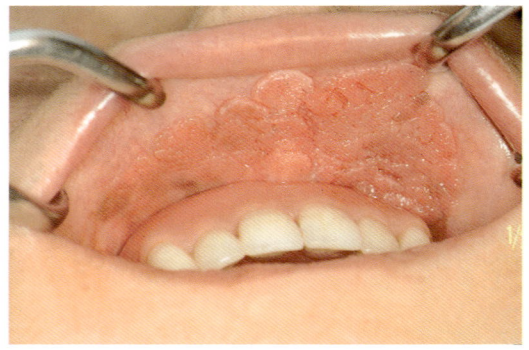
写真24　乳頭腫症．
　上顎歯肉にみられた乳頭腫症．不適合義歯の刺激のために，歯肉粘膜が広範囲に乳頭腫様増殖をきたしている．

巻頭カラー

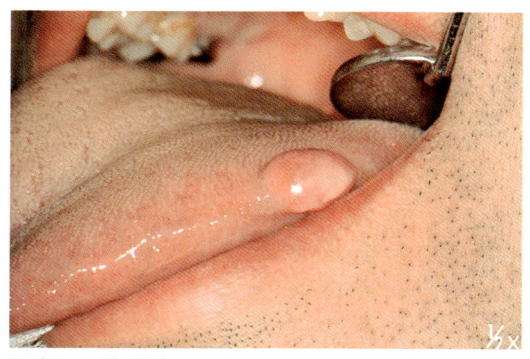

写真25　線維腫.
　左側舌側縁部に生じた線維腫. 乳頭腫と異なり表面は平滑である.

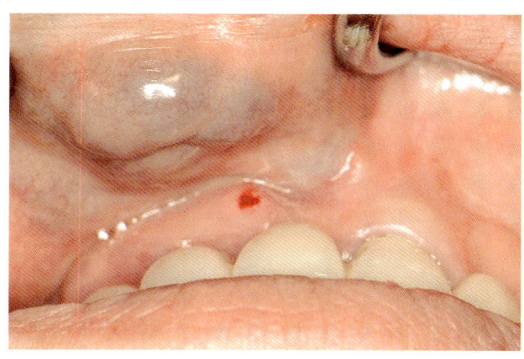

写真26　血管腫.
　右側上唇に生じた血管腫. 青紫色あるいは赤紫色の柔らかい腫瘍で, 圧迫すると血液が逆流するため貧血色になる.

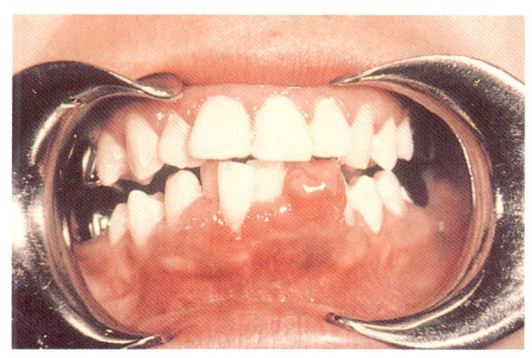

写真27　妊娠性エプーリス.
　妊婦にみられるエプーリス. 妊娠3か月ごろに生じ, 出産後は縮小, 消失することが多いので経過をみる. 血管腫性エプーリスが多く, 出血しやすい.

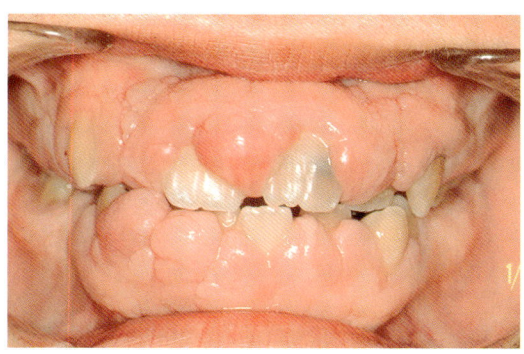

写真28　歯肉増殖（抗けいれん薬）.
　抗けいれん薬であるフェニトインの連用による歯肉増殖. 増殖した歯肉は健康色で比較的硬い.

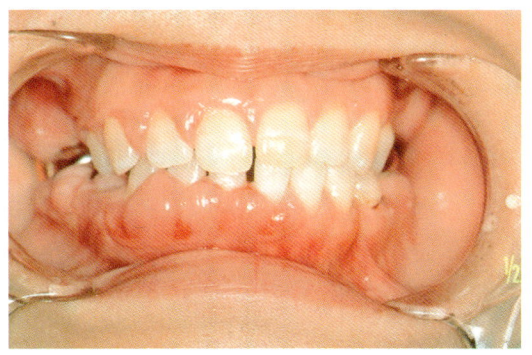

写真29　歯肉増殖（カルシウム拮抗薬）.
　カルシウム拮抗薬であるニフェジピンの連用による歯肉増殖. 抗けいれん薬による歯肉増殖に類似するが, 比較的軽度である.

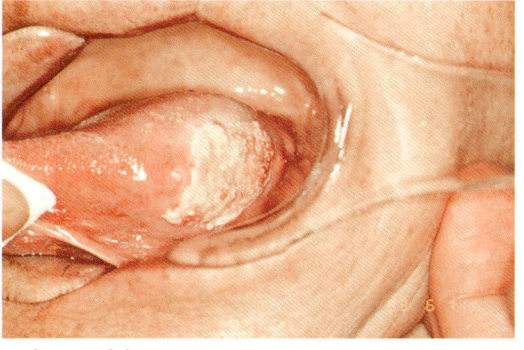

写真30　舌癌.
　左側舌縁部に発生した扁平上皮癌. 表面は潰瘍を形成し, 白板症をともなっている. 舌癌では比較的早期から疼痛を訴えることが多い.

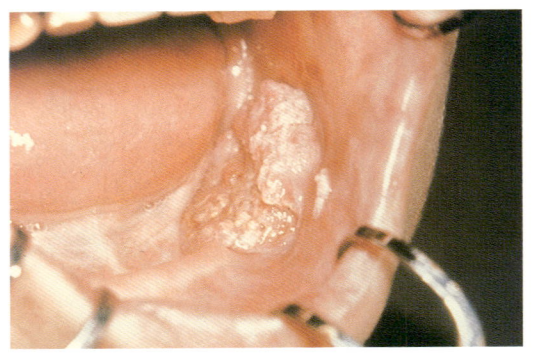

写真31 歯肉癌.
左側歯肉に発生した扁平上皮癌．凹凸不平の潰瘍を形成し，周囲に硬結を触れる．骨に浸潤すると，エックス線写真で不規則な吸収像がみられる．

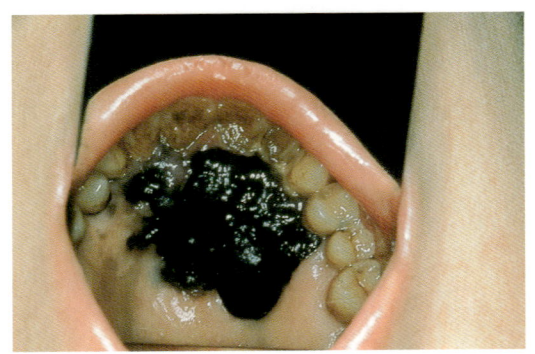

写真32 悪性黒色腫.
口蓋に発生した悪性黒色腫．石炭様あるいはコールタール様と称されるようにとても黒い．表面は凹凸があり，潰瘍形成がみられることもある．

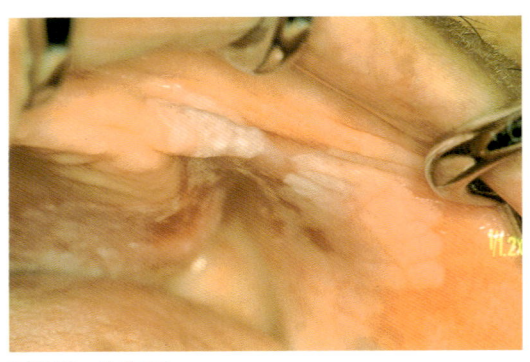

写真33 白板症.
擦過してもとれない白斑を白板症という．慢性刺激で角化している場合と細胞の性質が変化している場合がある．後者は癌との鑑別が必要である．

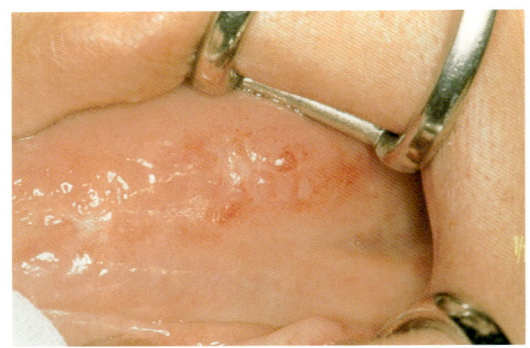

写真34 紅板症.
左側舌縁部にみられた紅板症．表面に顆粒状変化がみられる．細胞変化（異型性）をともなうことが多く，前癌病変として注意が必要である．

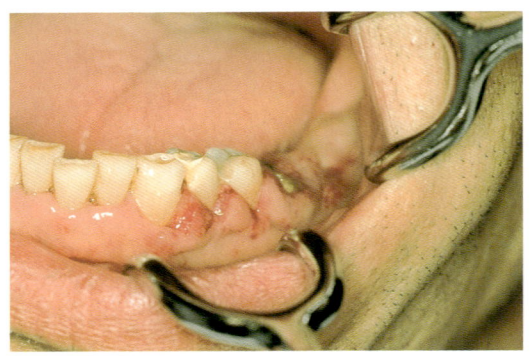

写真35 白血病（歯肉腫脹）.
急性骨髄性白血病患者にみられた歯肉腫脹．慢性辺縁性歯周炎に似ているが，よく観察すると細かな点状出血が多数みられる．

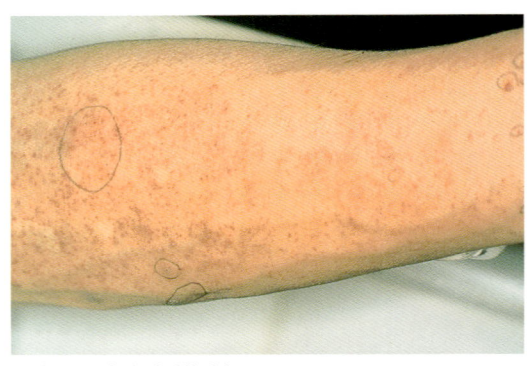

写真36 白血病（紫斑）.
急性骨髄性白血病患者において，毛細血管抵抗試験（ルンペル・レーデ法）を行ったところ．無数の皮下点状出血がみられる．

Ⅰ. 口腔外科学

第1章
顎口腔領域の先天異常

生まれたときにすでに何らかの異常のあるものを先天異常といい、そのうちの形態的異常を奇形という。一方、出生後に発育異常や疾病、外傷、手術などで生じる異常を後天異常といい、そのうちの形態的異常を変形という。

顎口腔領域の主な先天異常には、歯数の異常、歯の埋伏、小帯の異常、口唇・口蓋裂などがある。

顎口腔領域における主な器官の発生は、胎生4～8週の胚芽期に始まり胎生12週までに基本的な形成がなされる。したがって、先天異常には遺伝的要因とともに妊娠3か月までの母体の環境的要因が関係する。

環境的要因には、母体の栄養状態、ウイルス感染、外傷、精神的ストレス、薬剤、喫煙、飲酒、放射線被爆などがある。

1-1. 歯の異常

歯の発生は胎生6週ごろに始まるが、歯の形成は智歯を含めると20歳過ぎまで継続する。したがって、異常が萌出時期までわからないこともある。この間の遺伝的要因や環境的要因によりさまざまな異常を生ずる。

A. 歯数の異常

a. 過剰歯

正常な歯数よりも多く形成された歯を過剰歯という。歯胚の分裂や歯胚の過形成によって起こる。とくに上顎正中部は埋伏過剰歯が多く、中切歯正中離開の原因となる(図1-1)。このように、障害の原因になっている場合は抜歯する。ほかに、大臼歯部にみられる第四大臼歯などがある。

b. 歯の欠如

上下顎智歯、上下顎乳側切歯、上顎側切歯、上下顎第二小臼歯などが欠如しやすく、系統発生学的退化現象が考えられている。多数歯にわたる欠如は、遺伝や栄養障害、内分泌障害、感染など全身疾患が原因となる。すべての歯が欠如するものを無歯症という。

B. 萌出時期の異常

a. 先天歯(巻頭カラー写真1)

出生時あるいは生後1か月以内に萌出した歯を先天歯という。下顎乳中切歯部に多い。先天歯が存在すると、哺乳時に舌下面や舌小帯を傷

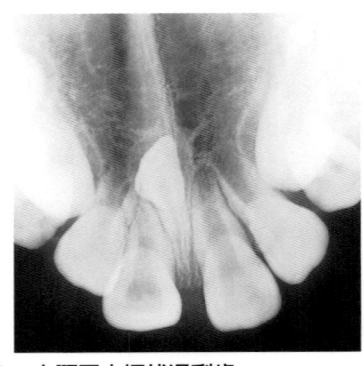

図1-1 上顎正中埋伏過剰歯.
上顎正中部に生じた埋伏過剰歯のオクルーザル写真. 正中離開の原因となる.

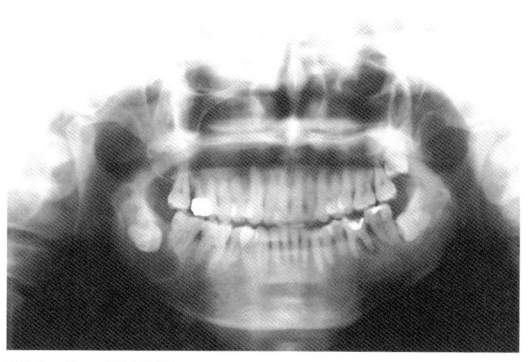

図1-2 埋伏歯.
オルソパントモグラムで両側下顎智歯および左側上顎智歯の埋伏がみられる．右側下顎智歯では含歯性嚢胞もみられ，これが埋伏歯の原因と考えられる．

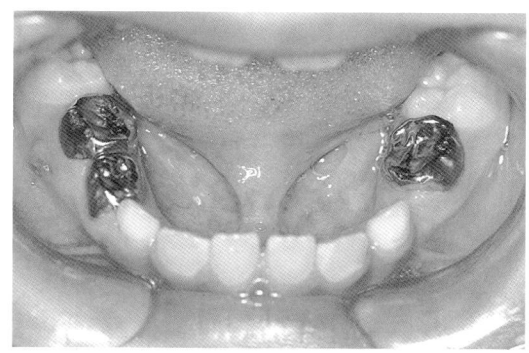

図1-3 舌小帯短縮症（平常時）.
舌小帯は太く短く，舌尖近くに付着している．

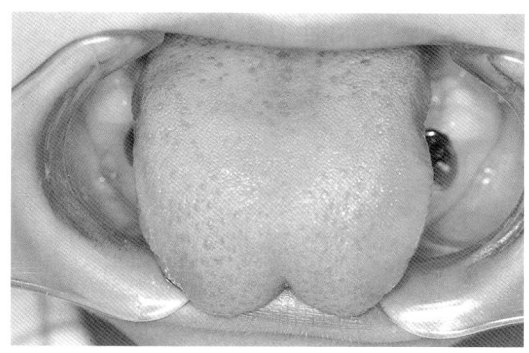

図1-4 舌小帯短縮症（舌突出時）.
舌を突出させると，舌尖部は小帯によって口腔内に牽引されるため逆ハート型となる．

つけ，潰瘍を形成することが多い．このような舌下面潰瘍をリガ・フェーデ病という(**巻頭カラー写真1**)．ときに母親の乳首を傷害することもある．抜歯が必要となることが多い．

b．歯の埋伏

標準的な歯の萌出時期を過ぎても萌出せず，粘膜下あるいは顎骨内にとどまっている歯を埋伏歯という．歯冠の一部分が歯肉から萌出しているものを不完全埋伏歯といい，まったく見えないものを完全埋伏歯という．智歯，上顎正中過剰歯，上顎犬歯，上顎中切歯，上下小臼歯などに多い(**図1-2**)．原因としては，萌出スペースの不足，歯胚の位置異常，萌出部位の嚢胞や腫瘍の存在などがある．多数歯の埋伏では基底細胞母斑症候群や全身的原因による場合がある．埋伏歯は周囲の炎症，隣在歯の齲蝕や歯根吸収，神経痛様症状を引き起こすことがあり，とくに智歯では智歯周囲炎を起こしやすい．このような炎症や障害の原因になっている場合は抜歯が必要となる．

1-2．小帯の異常

A．舌小帯短縮症（舌強直症）

舌小帯が短く舌尖部まで付着しているものを舌小帯短縮症という．舌を前方に突出させると舌尖中央部が口腔内に引かれて逆ハート型になる(**図1-3，4**)．哺乳，咀嚼，嚥下，発音などが障害されることがある．障害が著明な場合は早期に小帯切離術を行うが，一般的には局所麻酔が行える年齢まで待ってから手術を行っても遅くはない．

B．上唇小帯付着異常

上唇小帯が短く，上顎中切歯間の歯槽頂歯肉

4　Ⅰ．口腔外科学

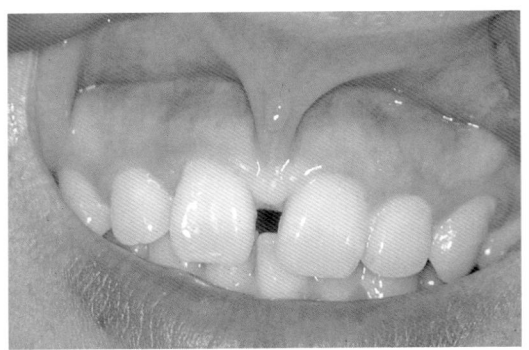

図1-5　上唇小帯付着異常.
　上唇小帯が歯槽頂付近まで付着しているため，正中離開を生じている．

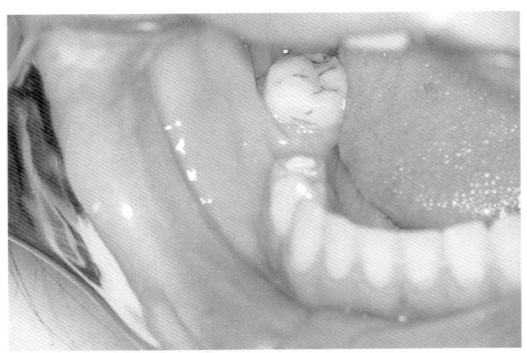

図1-6　頰小帯付着異常.
　頰小帯が歯が欠損している部分の歯槽頂まで付着している．補綴処置を行う場合に障害となるため，手術が必要となる．

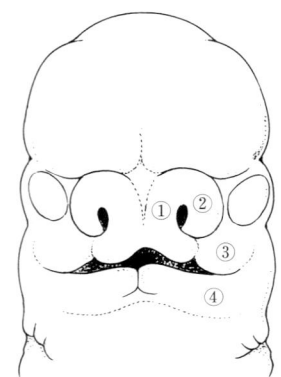

図1-7　顎顔面の発生（胎生第7週）.
　①内側鼻突起．②外側鼻突起．③上顎突起．④下顎突起．

に付着しているものを上唇小帯付着異常という．上唇の運動障害や正中離開の原因となる（**図1-5**）．小帯切除術や小帯延長術を行う．

C．頰小帯付着異常

　頰小帯が歯槽頂付近に付着していたり，極端に短い場合は，歯列不正や床義歯の不安定を招く（**図1-6**）．小帯切除術（口腔前庭拡張術）や小帯延長術を行う．

1-3．口唇・口蓋裂

　出生時に口唇や歯槽突起，口蓋などが破裂しているものを口唇・口蓋裂という．形態的な異常とともに機能的な異常も合併しており，治療にあたってはチームアプローチが必要となる．

A．発生と原因

　顎顔面の発生は，胎生5～8週に種々の顔面突起が癒合して形成される（**図1-7**）．これらの突起が癒合しない場合（**癒合不全説**）や，一度癒合しても内部の補強が不十分で癒合部分が離開した場合（**中胚葉塊欠損説**）に破裂奇形が生ずる．

　原因には遺伝と環境的要因（栄養障害，薬物，ウイルス，放射線，糖尿病，精神的ストレス，高齢出産など）が考えられるが，遺伝が考えられるのは15％ほどである．多くは遺伝的要因と環境的要因が複雑に関連して発症する多因子遺伝の形式をとる．

　発生率はわが国では出生400から500人に1人の割合である．

B．分類と障害

a．分類

　破裂がみられる部位から，唇裂，口蓋裂，唇顎口蓋裂，軟口蓋裂，粘膜下口蓋裂などに分類される．また，特殊な顔面裂に上唇正中裂，下唇裂，横顔裂，斜顔裂などがある．これらは，状態によって完全，不完全，片側性，両側性な

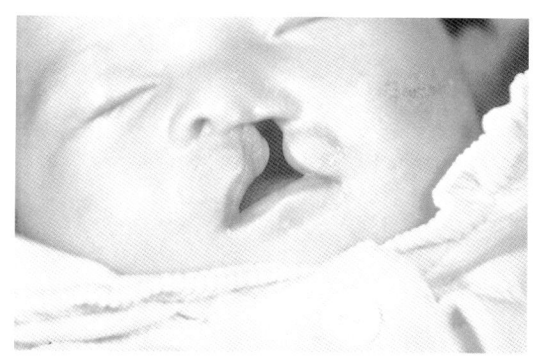

図1-8 左側唇裂.
左側完全唇裂．鼻翼の変形をともなっている．

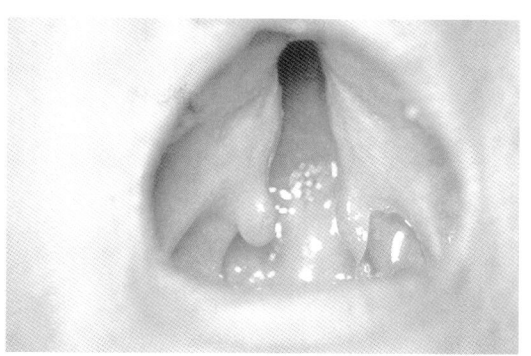

図1-9 口蓋裂.
口蓋が破裂しているため，口腔側から鼻腔がみえる．軟口蓋は筋肉が分断されているため動かない．

どに分類される（**図1-8，9**）．

臨床的には，唇顎口蓋裂が多い．唇裂，唇顎口蓋裂は男性に，口蓋裂は女性に多い．片側性の場合は左側に多い．

b. 障害

口唇・口蓋裂の障害には，形態的障害と機能的障害があり，これらの障害は心理的障害を引き起こす．

形態的障害には，破裂による審美障害，上顎骨劣成長，歯列不正などがある．

機能的障害には，吸啜障害，構音障害，嚥下障害などがあり，二次的に栄養障害，発育障害，耳鼻科的疾患，肺炎などを引き起こしやすい．機能的障害は軟口蓋が動かないことによる鼻咽腔閉鎖機能不全に由来する（**図1-10**）．

C. 治療

治療は，出生から成長・発育が完了するまで継続して行う（**表1-1**）．吸啜障害があるが，栄養は時間を要しても専用乳首で患児に自力で哺乳させ，機能を獲得させる（**図1-11**）．

破裂部分は手術的に閉鎖する．唇裂の手術は生後3〜5か月，体重6kg以上で行う．口蓋裂は1回ですべて閉鎖する方法と2回に分けて行う方法がある．1回で行う場合は1歳6か月

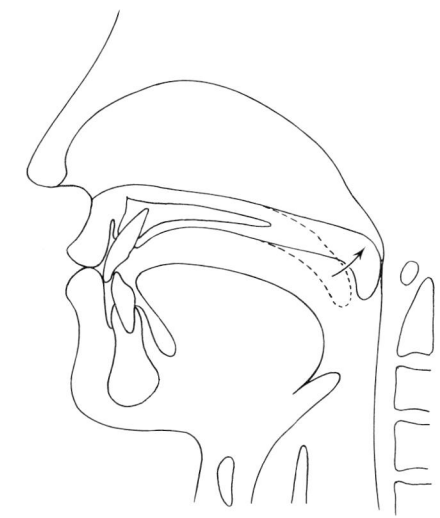

図1-10 鼻咽腔閉鎖機能.
嚥下や吸啜，構音などの機能は，口腔の圧力を変えて行うため，軟口蓋と咽頭壁を密着させて鼻腔と口腔咽頭を遮断する必要がある．これを，鼻咽腔閉鎖機能という．口蓋裂の場合は軟口蓋が動かないので空気が鼻腔にもれてしまう．

〜2歳頃に口蓋形成手術を行う．2回法では2歳頃までに軟口蓋の閉鎖を行い，硬口蓋はレジン床（ホッツ床）を調整して成長を誘導する（**図1-12**）．次いで小学校入学前までに硬口蓋を閉鎖する．この方法では上顎骨の発育抑制が少ない．

手術後は言語治療を行う．言語獲得には2〜

I. 口腔外科学

表 1-1 口唇・口蓋裂の治療方針

年齢	処置内容
I期 出生～3か月	両親への説明，哺乳指導，顎堤調節，ホッツ床
II期 3か月～2歳	口唇形成術（3～5か月，体重6kg以上） 口蓋形成術（1.5歳～2歳） 　二段階法では軟口蓋形成のみ行い，ホッツ床で顎堤誘導
III期 2歳～6歳	鼻咽腔閉鎖機能訓練，言語治療 硬口蓋閉鎖手術（二段階法：5～6歳） 鼻咽腔閉鎖不全に対する処置 　スピーチエイド，咽頭弁移植術 歯列矯正
IV期 7歳～青年期	鼻咽腔閉鎖不全に対する処置 顎裂部への骨移植 歯列矯正 二次修正手術 補綴処置 顎矯正手術

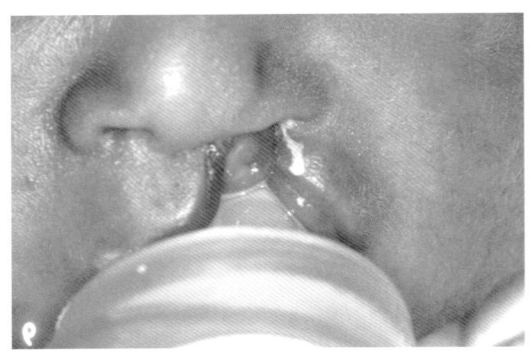

図1-11 口蓋裂児専用哺乳瓶．
　口蓋裂児専用哺乳瓶で授乳している．できるだけ自力で哺乳させることで，舌や口腔周囲の筋力の使い方を覚えさせる．

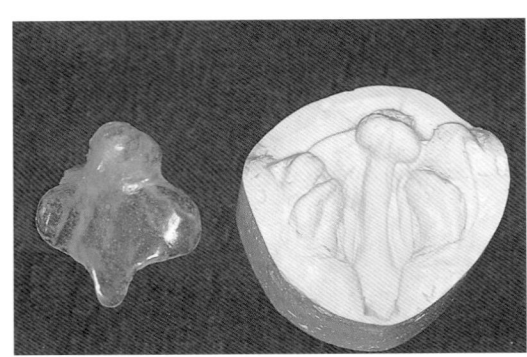

図1-12 ホッツ床．
　レジン床内部を調整しながら，歯槽堤の発育をうながす．成長とともに作りかえていく．

5歳までが重要である．手術後でも息がもれる場合は，スピーチエイドや咽頭弁移植術が必要となる場合がある（図1-13）．また，必要に応じて二次的な修正手術や歯列矯正，補綴処置，顎矯正手術などを行う．

　治療においては，手術後の機能訓練や家族を含めた心理面のサポートも重要であり，専門家によるチーム医療が必要である．

1-4. 顎変形症

　先天異常や発育異常によって，上顎骨あるいは下顎骨の大きさや位置が大きくずれているものを顎変形症という．上顎前突症，小下顎症，下顎前突症，開咬症，顔面非対称などがある（図1-14～19）．

　歯槽性のものは歯列矯正で改善する場合もあるが，骨格性のものは顎矯正手術が必要となる．手術前後に歯列矯正を行い，咬合を確立することが後戻り防止に重要である．

第1章 顎口腔領域の先天異常　7

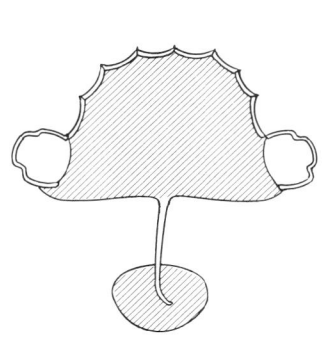
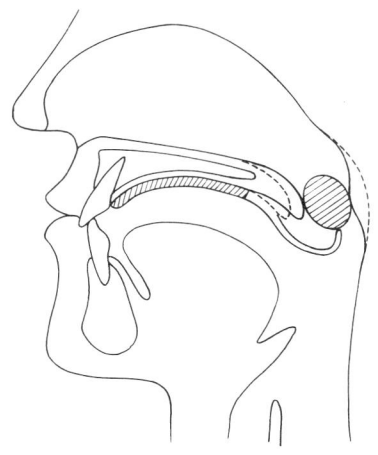

図1-13　スピーチエイド.
　レジン床とレジン製バルブ，連結装置からなる．軟口蓋と咽頭壁のすき間をバルブが塞ぐことで，鼻咽腔閉鎖機能を補助する．

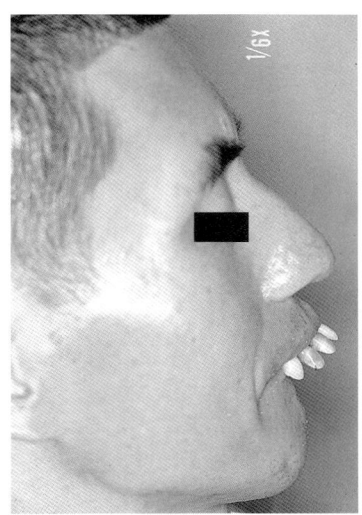

図1-14　上顎前突症.
　上顎歯槽堤が前方位にあり，さらに上顎前歯部が前方に傾斜している．口唇は完全には閉じない．

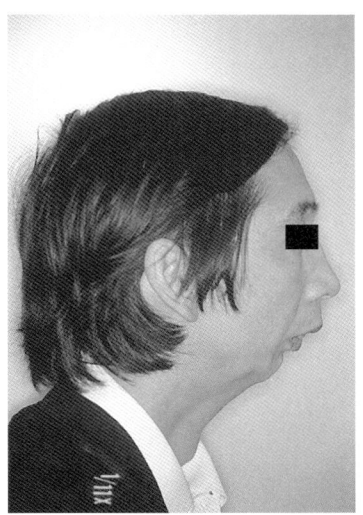

図1-15　小下顎症.
　下顎の成長が極端に抑制されている．

8　I．口腔外科学

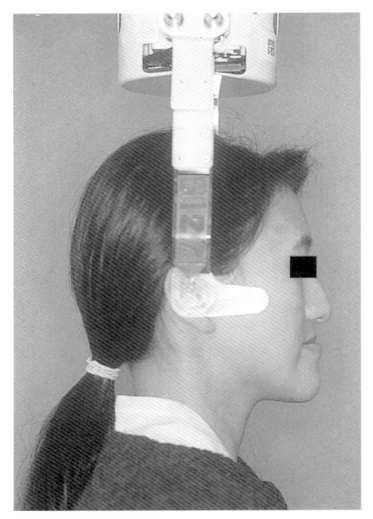

図1-16　下顎前突症(側貌).
　下顎前突症では，下顎が大きく前方に突出するとともに下顔面が長くなる．上顎の後退を伴うと中顔面が凹み，三日月様あるいは皿状顔貌を呈する．

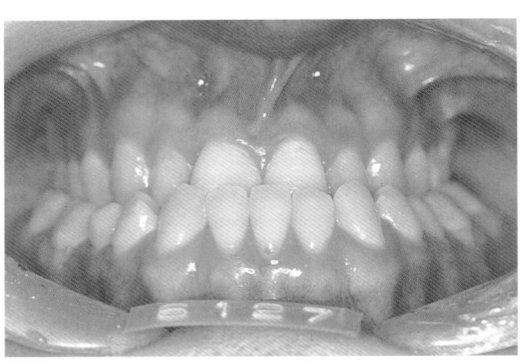

図1-17　下顎前突症(口腔内).
　下顎歯列が上顎歯列を完全に被蓋している．

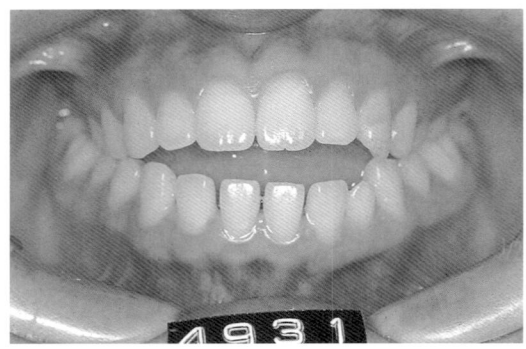

図1-18　開咬症.
　臼歯部が咬合した状態で前歯部が離開している．

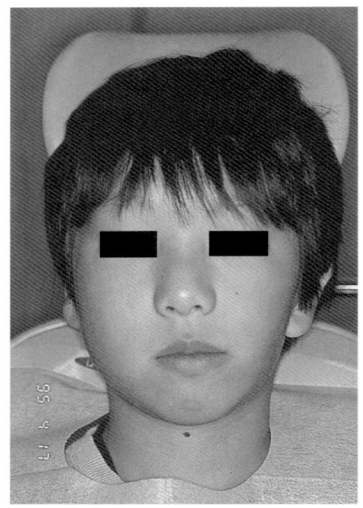

図1-19　左右非対称.
　左右の成長に差が生じ，非対称になっている．一般的に，交叉咬合を呈することが多い．

第2章
顎口腔領域の損傷

2-1. 軟組織の損傷

A. 機械的損傷

機械的な損傷は，一過性の強い外力によって起こる場合と慢性持続性刺激によって起こる場合がある．

前者の原因には，打撲，転倒，衝突，歯ブラシ，爪楊枝の誤用，誤咬などがあり，部位や程度により打撲傷，切創，刺創，挫創，裂創などが生じる．

後者では，歯の鋭縁や不良補綴物の鋭縁，不適合義歯などの持続性刺激により，舌や歯肉に褥瘡性潰瘍を生じる(**巻頭カラー写真2**)．

先天歯による刺激で乳児の舌下面に潰瘍ができたものをとくにリガ・フェーデ病と呼ぶ(**巻頭カラー写真1**)．

褥瘡性潰瘍の治療は原因の除去である．また，癌による潰瘍との鑑別も重要である(**巻頭カラー写真3**)．

B. 温度的損傷

高温による熱傷と超低温による凍傷がある．

表2-1 熱傷・凍傷の分類

	熱傷	凍傷	障害深度
1度	紅斑	紅斑	表皮～角化層
2度	水疱	水疱	表皮～真皮，皮下組織
3度	壊死	壊死	皮膚全層，皮下脂肪層
4度	炭化	なし	熱傷部位の炭化

口腔領域では熱傷が多く，原因として高温飲食物，タバコなどのほか，歯科治療時の高温歯科治療器具，ワックス，ストッピングなどの接触がある．その程度により熱傷は4段階に，凍傷は3段階に分けられる(**表2-1**)．

C. 電気的損傷

幼児が電気コード，ソケットを口に加えて感電した場合，口唇や舌の広範な壊死を生じ，治癒後は瘢痕収縮により小口症となりやすい．また，充填・補綴物に異なった金属が使用されていると接触時に弱い電流(ガルバニー電流)が流れ，違和感や口内炎を生じることがある．

D. 化学的損傷

強酸，強アルカリ，腐食剤，重金属，歯科用治療薬(亜砒酸，硝酸銀，次亜塩素酸ナトリウム)，消毒薬などの付着，誤嚥などで生じる．とくに歯科用薬剤や消毒薬は，色を加えたり容器を別にするなど，管理に十分な注意が必要である．

E. 放射線損傷(巻頭カラー写真3，4)

口腔領域の悪性腫瘍に対する放射線治療の副作用として生じる．発赤，びらん，潰瘍などの放射線口内炎を示す．顎骨に多量の放射線がかかった場合は，骨壊死や骨髄炎を併発しやすい．

2-2. 歯の外傷

歯冠破折，歯根破折，外傷性歯根膜炎，脱臼

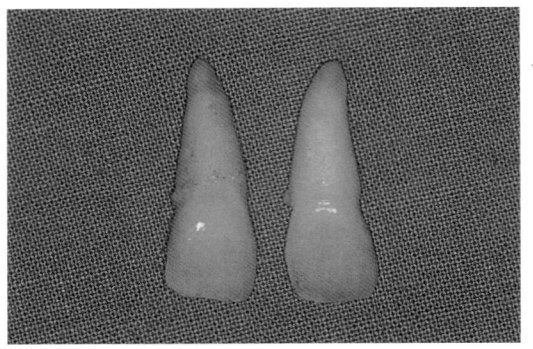

図2-1 外傷性完全脱臼（脱臼歯）．
外傷によって，歯が完全に脱落した上顎中切歯．歯根膜を乾燥させないことが重要である．

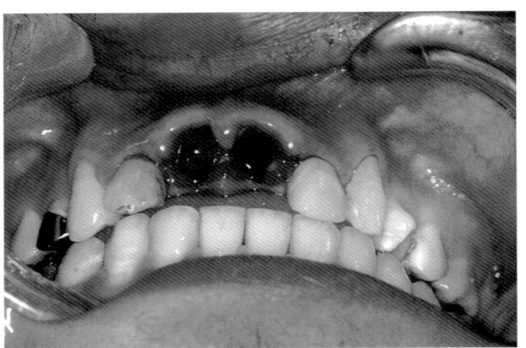

図2-2 外傷性完全脱臼（歯槽窩）．
完全脱臼を起こした歯槽窩．受傷時の状況によっては，砂や異物が入り込んでいる場合が多いので確認して除去する．

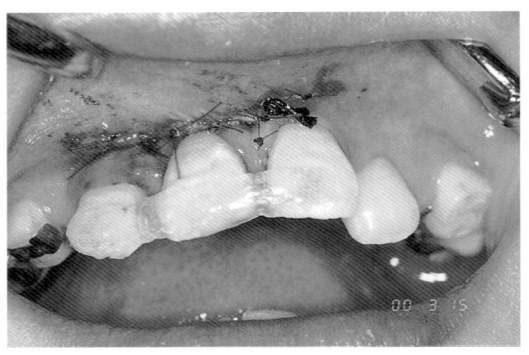

図2-3 歯の固定（1|完全脱臼）．
歯槽骨骨折を伴わない場合は，隣在歯にレジンなどで固定する．強固な固定を長期間行うと，歯根膜を萎縮させるので注意する．

などがあるが，複数歯に及んだり歯槽骨骨折を合併する場合もあるのでエックス線による確認が必要である．

A．破折

歯冠破折では一般に保存，補綴処置が行われる．歯根破折では，根尖付近の場合は手術的除去（歯根尖切除術）や保存的治療が行われることもあるが，根中央部の破折や縦破折では抜歯となることが多い．

B．外傷性歯根膜炎

外力の方向や強さによっては，歯根膜が断裂し，外傷性歯根膜炎を引き起こす．自発痛，動揺，打診痛，咬合痛などを訴えるが，軽度であれば安静や咬合調整を行い，動揺が強い場合は隣在歯と固定する．根尖孔付近で歯髄血管が断裂した場合は，失活して変色をきたし，歯内療法が必要となる．

C．脱臼

a．症状

外力が強い場合は，歯は歯槽窩から抜けてしまう．完全に抜け落ちてしまったものを完全脱臼（脱落），完全には抜けていないものを不完全脱臼という（図2-1,2）．不完全脱臼のうち，歯槽窩から飛び出ている状態を挺出，逆に歯槽窩内に深く埋まってしまったものを嵌入という．

b．治療

いずれの場合も本来の位置に戻し（整復），隣在歯と固定する．完全脱臼で脱落歯を元の位置に植立させる方法を再植術という（図2-3）．再植術の成功のためには，脱落歯の保存状態と再植までの時間が重要であり，脱落歯を乾燥させないようにしてできるだけ早く来院するように指導する．市販の保存液や滅菌生理食塩液につけておくのが最も良いが，ない場合は牛乳や口腔内に入れる方法もある（図2-4）．

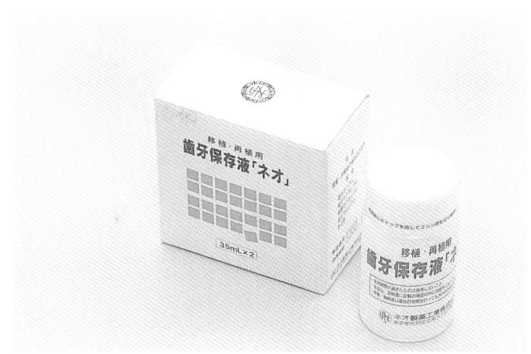

図2-4 保存液.
　市販の歯の保存液．電解質，pHを調整してあり，歯根膜の乾燥を防ぐことができる．

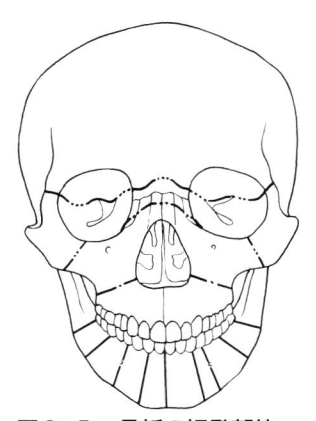

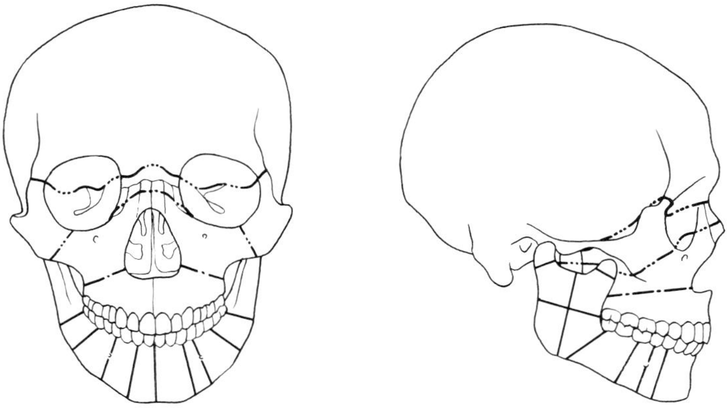

図2-5　骨折の好発部位.
　上顎骨：歯槽骨骨折，ル・フォーⅠ型，Ⅱ型，Ⅲ型骨折．下顎骨：正中部，犬歯部，オトガイ部，大臼歯部，下顎角部，関節突起頸部，筋突起部，下顎枝部．

2-3. 骨折

　顎・顔面領域の骨折には，歯槽骨骨折，上顎骨骨折，下顎骨骨折，頬骨・頬骨弓骨折，下顎関節突起頸部骨折などがある（**図2-5**）．

　骨折の原因としては，交通事故，暴力，作業事故，スポーツ，転倒などがある．

　外力が直接作用した部位で骨折する場合を直達骨折，外力が加わった部位から離れた部位で骨折する場合を介達骨折という．転倒などでオトガイを打撲した場合は，顎関節部で介達骨折を起こしていることが多いため，エックス線で確認する必要がある（**図2-6**）．また，周囲軟組織の損傷がない骨折を単純骨折（閉鎖骨折），歯肉や皮膚の開放創を伴い，骨が露出する場合

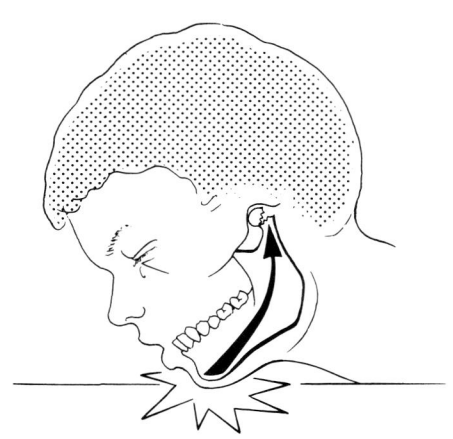

図2-6　介達骨折.
　オトガイ部を強打すると，骨の厚いオトガイ部は骨折せずに，外力が伝播して骨が薄い関節突起頸部で骨折を起こすことがある．これを介達骨折という．

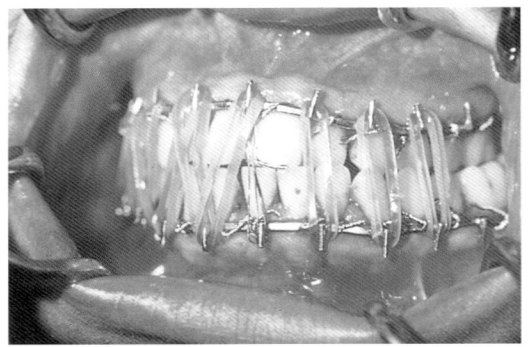

図2-7 顎間固定.
　非観血的整復固定法の代表的方法.歯を利用して行う.骨折片の変位が強い場合はゴム牽引を行い,咬合するようになったら金属線に変更する.

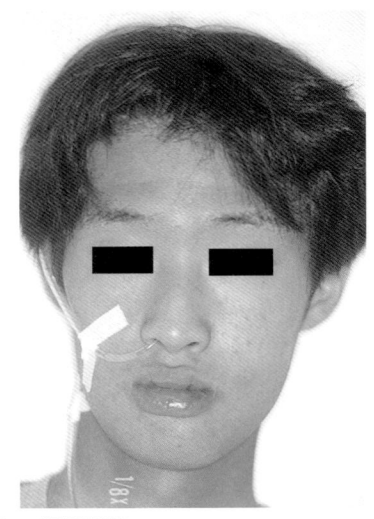

図2-8 経管栄養.
　顎間固定を行っている期間は咀嚼できないため鼻から胃・十二指腸に入れたチューブを介して栄養を与える.

を複雑骨折(開放骨折)という.骨折線が複数ある場合は多線骨折,粉々になっている場合は粉砕骨折という.顎骨に炎症や囊胞,腫瘍などの病変があり,骨が破壊吸収されて起こる骨折を病的骨折という.

A. 歯槽骨骨折

a. 症状

前歯部,とくに上顎前歯部に多い.歯槽骨骨折を起こしている範囲においては,骨と歯がすべて一塊として動揺する.

b. 治療

治療としては,歯を利用した整復・固定を行う.

B. 顎骨骨折

顎骨骨折では頭部外傷を伴うことが多いため,脳などの中枢損傷の確認が重要である.意識消失や耳出血がある場合は,中枢損傷が疑われるため,まず脳外科など専門医での精査が必要となる.

顎骨骨折の治療原則は,①中枢損傷やショックなど全身症状に対する処置を優先すると同時に出血に対する処置を行う,②顎骨に対しては,咬合を基準とした整復と強固な固定を行う,③術後は感染防止と栄養補給に努める,などがあげられる.不完全な治療は,偽関節形成や変形治癒を起こしてしまう.

整復,固定法としては,非観血的に行う方法と観血的方法とがある.非観血的方法には徒手整復もしくはゴム牽引と顎間固定を併用する方法がある(図2-7,8).代表的な観血的方法としては,金属プレートと骨ネジで固定する方法がある(図2-9,10).

a. 上顎骨骨折

ル・フォーⅠ型(上顎水平骨折),ル・フォーⅡ型(上顎錐形骨折),ル・フォーⅢ型(頭蓋顔面分離骨折)と縦骨折がある.中枢損傷を合併しやすい.鼻出血や眼球偏位,複視などをきたす.

b. 下顎骨骨折

正中部,犬歯部,臼歯部,下顎角部,関節突起部などに好発する.下顎骨では,付着する筋

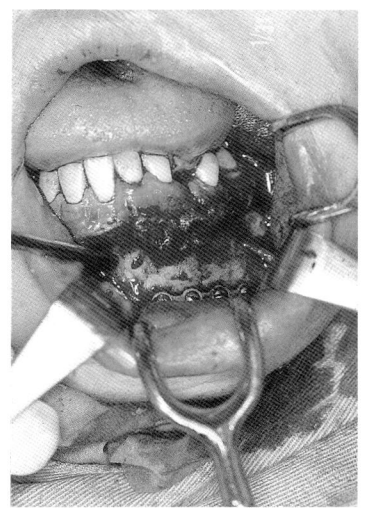

図2-9 下顎骨骨折のプレート固定.
下顎骨骨折に対して手術的に整復し，チタン製金属プレートと骨ネジで固定している．

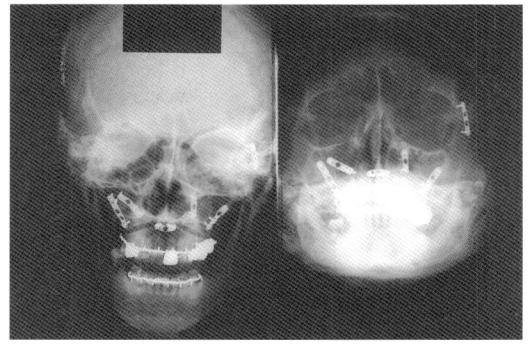

図2-10 プレート固定後のエックス線写真.
上顎骨骨折に対するプレート固定後のエックス線写真．

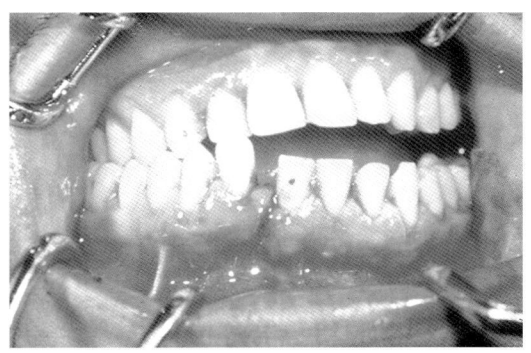

図2-11 骨折後の顎偏位（口腔）．
下顎正中部および左側下顎体部の2か所で骨折し，骨折片は筋肉で引っ張られて移動している．上下の歯は中心咬合位で一部しか接触していない．

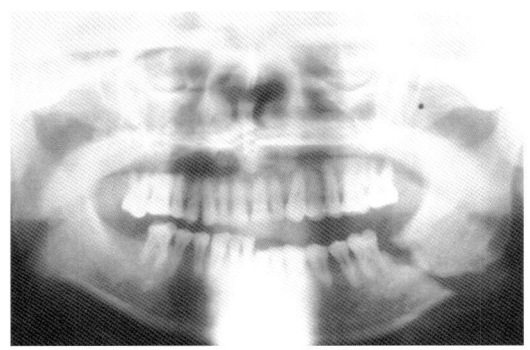

図2-12 骨折後の顎偏位（エックス線）．
下顎正中部および左側下顎体部の2か所に骨折線がみられる．左側下顎枝は上方に回転し，中間の小骨片は下内方に牽引されている．

肉の作用で骨折片が変位するため，咬合異常が著明となる（図2-11,12）．骨折線に一致した部分の圧痛をマルゲーヌ骨折痛という．

c．その他の骨折

頰骨骨折：複視，鼻出血

頰骨弓骨折：開口障害，頰骨弓相当部皮膚の陥凹

眼窩底骨折：複視，眼球運動障害，鼻出血

第3章
口腔軟組織の炎症

口腔粘膜は，局所的原因による症状以外にも，全身疾患による症状が現れやすい部分である．一方，口腔粘膜は種々の刺激を受けやすいため，症状は修飾されて同じような状態をとりやすい．したがって，同じように見えても原因や疾患が異なることがあるので注意を要する．

現れやすい症状としては，紅斑，水疱，びらん，潰瘍，白斑，萎縮などがある．

3-1．口内炎

口唇や舌など一つの部位に限局して炎症があるものは，それぞれ口唇炎，舌炎と呼ぶ．一方，口腔粘膜の複数の部位に炎症のみられるものを口内炎という．カタル性口内炎，潰瘍性口内炎，壊疽性口内炎，アフタ性口内炎などがある．

A．アフタ

a．症状

口腔粘膜に生ずる，類円形の小さい潰瘍をアフタという．周囲は紅暈(発赤)で囲まれ，潰瘍は浅く境界明瞭でフィブリン苔に覆われ，白色〜黄白色を呈する(巻頭カラー写真6)．接触痛が強い．アフタが多数みられる場合をアフタ性口内炎という．

b．治療

1〜2週間で自然治癒するが，痛みが強い場合は，副腎皮質ホルモンを含む軟膏や貼付剤を使用する．

3-2．口唇炎・口角炎・舌炎

A．口唇炎

口唇炎には，一般の炎症のほかに，肉芽腫性口唇炎，腺性口唇炎，剥離性口唇炎，接触性口唇炎などがある．

B．口角炎

口角炎は，細菌感染，カンジダ症，ビタミンB_2欠乏症，鉄欠乏性貧血(プランマー・ビンソン症候群)などで発症する．口角部に亀裂，びらん，潰瘍を形成し，開口時に出血，疼痛を呈する．

C．舌炎

舌は一般的な口内炎のほかに，特徴的な症状を示す場合がある．

a．ハンター舌炎(巻頭カラー写真7)

悪性貧血で起こる．舌乳頭が萎縮し赤い平滑舌を示す．灼熱感を訴える．ビタミンB_{12}を非経口的に投与する．

b．平滑舌(巻頭カラー写真8，9)

鉄欠乏性貧血(プランマー・ビンソン症候群)では，舌乳頭の萎縮による平滑舌がみられ，さらに口角炎，スプーン状爪，嚥下困難などの症状をきたす．鉄剤の投与を行う．

c．溝状舌(巻頭カラー写真10)

原因不明．舌全体に深い溝や皺が多数生じている場合がある．とくに治療の必要はないが，

不潔になると疼痛などの症状を訴える場合がある．

d．地図状舌(巻頭カラー写真11)
原因不明．部分的に舌乳頭が萎縮して不規則な地図状模様を呈する．日によって模様が変化する．治療の必要はない．

e．黒毛舌(巻頭カラー写真12)
抗生物質を長く使用し，口腔内の常在菌叢のバランスがくずれた場合に生じる．糸状乳頭が延長し着色するため，舌背部に黒い毛が生えたような状態になる．抗生物質を中止する．

3-3．水疱を形成する疾患
口腔粘膜に水疱をきたすものには，ウイルス性疾患と皮膚の慢性水疱性疾患がある．
前者には単純疱疹，帯状疱疹，ヘルプアンギーナ，手足口病などが，後者には天疱瘡，類天疱瘡などがある．

A．口唇(単純)ヘルペス(巻頭カラー写真13, 14)

a．症状
単純疱疹ウイルス(HSV)の感染による．初感染は6歳以下の小児に多く，歯肉・口腔粘膜に多数のアフタを生じて疱疹性歯肉口内炎となる．その後ウイルスは口唇周囲に潜伏し，成人以降に風邪や過労などで体調をくずした場合，赤唇皮膚移行部に小水疱が集合する口唇ヘルペスを発症する．10日前後で自然治癒するが体調不良時に再発しやすい．

b．治療
アシクロビル(抗ウイルス薬)が奏効する．

B．帯状疱疹(巻頭カラー写真15, 16)

a．症状
水痘-帯状疱疹ウイルス(VZV)の感染による．初感染は小児期で，全身皮膚に水疱を生じ「みずぼうそう」と呼ばれる．その後ウイルスは神経節に潜伏し，成人以降に風邪や過労などで体調をくずした場合，神経に沿って再増殖し神経支配領域の皮膚や粘膜に多数の水疱をきたす．顔面領域では，三叉神経領域と顔面神経領域に生じる．2～3週間で治癒するが，高齢者では，神経痛や神経麻痺が残る場合もあるので神経に対する治療も行う．

b．治療
抗ウイルス薬(アシクロビル，ソリブジン，アラセナA)や二次感染防止のための抗菌薬投与が行われる．神経症状に対しては，副腎皮質ホルモンや星状神経節ブロックなどが行われる．

3-4．びらん・潰瘍を形成する疾患

A．再発性アフタ

a．症状
自己免疫，アレルギー，ホルモン変調，自律神経失調などの関与が考えられているが，原因は不明である．
口腔粘膜に1～数個のアフタを繰り返して生じる．再発の周期は，常に新しいアフタを次々に生じるものから，数か月に1回程度のものまでさまざまである．

b．治療
1～2週間で自然治癒するが，痛みが強い場合は，副腎皮質ホルモンを含む軟膏や貼付剤を使用する．

c．鑑別
比較的大型の治りにくい慢性再発性アフタはベーチェット病のことがあるので注意しなければならない．ベーチェット病は，粘膜・皮膚・眼・神経などに症状をあらわす全身性疾患である．口腔粘膜再発性アフタは必ず現れ，しかも初発症状のことが多いので，発見に重要である．ベーチェット病が疑われる場合は皮膚科，眼科などに対診する．

B．褥瘡性潰瘍（巻頭カラー写真2）

a．症状

不適合義歯や修復物，充塡物，歯の鋭縁などによる慢性外傷性刺激によって生ずる．潰瘍は刺激物の形に一致していることが多い．潰瘍底面は平坦で，周囲粘膜は線状にやや白色を呈することが多い．接触痛を訴える．

b．治療

原因を除去すれば，通常1～2週間で治癒する．原因除去後2週間以上たっても変化がない，あるいは増大する場合は，癌が疑われるので精密検査を行う．

癌性潰瘍の特徴は，境界不明瞭，外形が不規則，底面が凹凸不平，周囲が隆起し硬い（硬結），疼痛は少ない，悪臭がする，刺激除去では治らないなどである（**巻頭カラー写真3**）．

3-5．白斑を主体とする疾患

A．カンジダ症（巻頭カラー写真17, 18）

カンジダ・アルビカンスの感染による．カンジダ・アルビカンスは口腔に常在する真菌であるが，全身の免疫抵抗力が低下した場合（日和見感染）や，抗菌薬を長期間使用し常在菌のバランスがくずれた場合（菌交代現象）などに異常に増殖してカンジダ症を発症する．高齢者，乳児，悪性腫瘍患者，副腎皮質ホルモンや抗菌薬を連用している患者などに多い．

a．症状

口腔粘膜に乳白色ないし灰白色の，苔状あるいはクリーム状の偽膜が付着する（急性偽膜性カンジダ症）．偽膜はガーゼなどで簡単にふきとれるが，底面の粘膜は発赤し，出血することもある．長期間放置すると次第に剝離しにくくなり，慢性肥厚性カンジダ症となる．

b．治療

抗真菌薬（ミコナゾール，アムホテリシンB）で治療する．通常の抗生物質を使用すると，常在菌を減少させてしまい逆に症状悪化を招く．

B．扁平苔癬（巻頭カラー写真19）

a．症状

口腔粘膜に白色レース状，網状の変化をきたす．周囲粘膜に発赤やびらんを伴うこともある．頬粘膜，歯肉，舌などに好発する．皮膚の扁平苔癬を合併することもある．塩味や辛味でしみる感じを訴える場合があるが，無痛性のことも多い．

自己免疫，金属アレルギー，精神的要因などの関与が考えられている．

b．治療

副腎皮質ホルモン軟膏の塗布，冷凍外科などが行われるが，難治性のことも少なくない．

3-6．その他

A．放線菌症

a．症状

口腔の常在菌である放線菌（*Actinomyces bovis*）による感染症で，耳下腺咬筋部や顎下部に好発する．通常，急性炎症症状は示さず慢性に経過し，徐々に強い開口障害と腫脹部の硬結（板状硬結）がみられる（**図3-1**）．硬結部はやがて多発性膿瘍となり，自潰排膿して多発性瘻を形成する．膿の中に黄白色，米粒大の菌塊（ドゥルーゼ）がみられることもある（**図3-2**）．

b．治療

ペニシリンの長期大量療法や外科的療法が行われるが，難治性である．

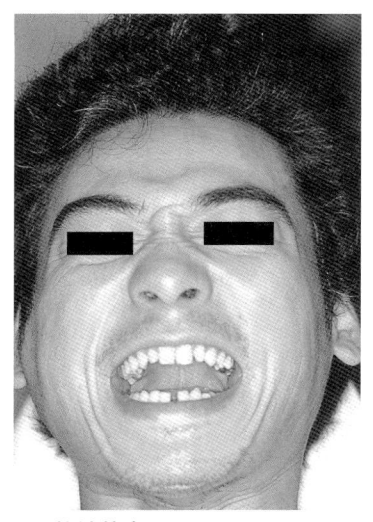

図3-1 顎放線菌症.
右側の耳下腺咬筋部が腫脹し，板状の硬い硬結を触れる．疼痛はほとんどないが，開口障害が著明である．

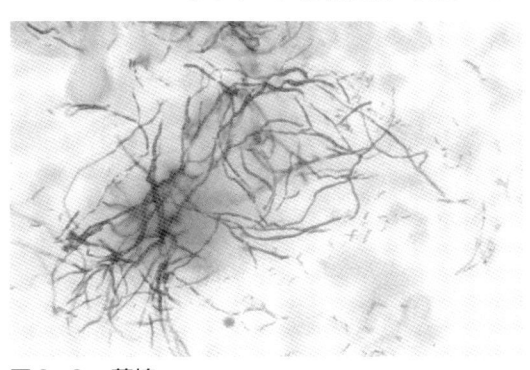

図3-2 菌塊.
原因菌である放線菌．グラム陽性の糸状菌である．

B．唾石症

a．症状

唾液腺の腺体や導管に結石を生じたものを唾石症という．顎下腺に多い．異物が核となり，カルシウム塩が沈着して形成されると考えられている．開口部唾石，導管内唾石，移行部唾石，腺体内唾石などに分類される．唾石はエックス線で不透過物としてみられ，開口部や導管内の唾石の確認には咬合撮影法が有効である（図3-3，4）．その他，オルソパントモグラムやCT，唾液腺造影が行われる．食事摂取時など唾液排出が増加すると，唾液腺の腫脹や鋭い痛み（唾仙痛）を生ずる（図3-5）．周囲軟組織の急性炎症や唾液腺の慢性炎症を引き起こすこともある．

b．治療

治療は，唾石摘出術が行われる．腺体内唾石で腺の萎縮がみられる場合は，腺も同時に摘出する．

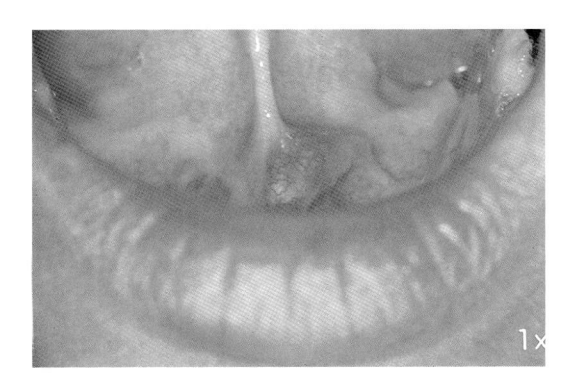

図3-3 唾石症（口腔）.
左側舌下小丘（ワルトン管開口部）付近に硬固物を触れる．

18　I．口腔外科学

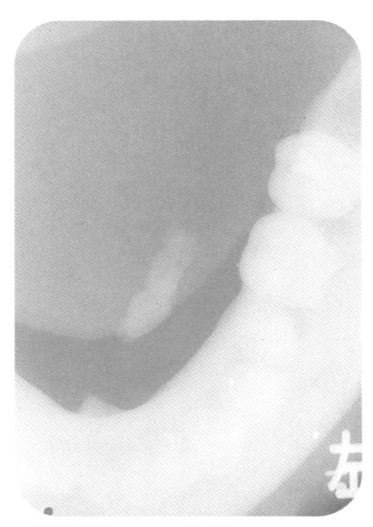

図3-4　唾石症(エックス線)．
　咬合撮影法写真で，ワルトン管に沿った部分にエックス線不透過像がみられる．

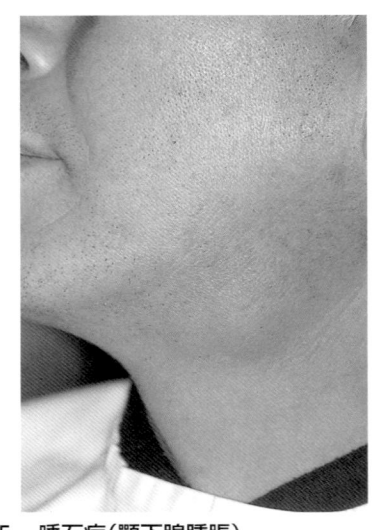

図3-5　唾石症(顎下腺腫脹)．
　唾石症では，食事時などに一過性の顎下腺腫脹や強い疼痛(唾仙痛)を生じる．

第4章
顎骨の炎症

　顎骨の炎症は，齲蝕，歯周炎，抜歯後感染，外傷などから炎症が進行して発症する．ほとんどが化膿性炎症であり，口腔常在菌に起因する内因性感染である．急性炎症と慢性炎症に分けられる．

　急性炎症：全身的に発熱，全身倦怠，悪寒戦慄，食欲減退などがみられる．局所的には強い自発痛，びまん性の発赤，腫脹などがみられる．急性炎症が広範囲に拡大，進行しているものを蜂窩織炎という（**図4-1**）．

　慢性炎症：全身症状はほとんどなく，局所的にも症状は軽減し範囲も限局してくる．化膿性炎症では，中心部に膿が貯留し，波動を触れるようになる．これを膿瘍という（**図4-2**）．慢性炎症を放置すると，全身抵抗力が低下したときに，再度急性化することがある．

4-1. 歯槽膿瘍
a. 症状
　根尖性歯周炎や辺縁性歯周炎などの歯周組織の慢性炎症が，急性化して歯槽部全体に拡大したものをいう．激しい歯痛，歯の挺出感，歯の動揺があり，打診痛や咬合痛も著明となる．骨を破壊すると歯肉膿瘍を形成する．

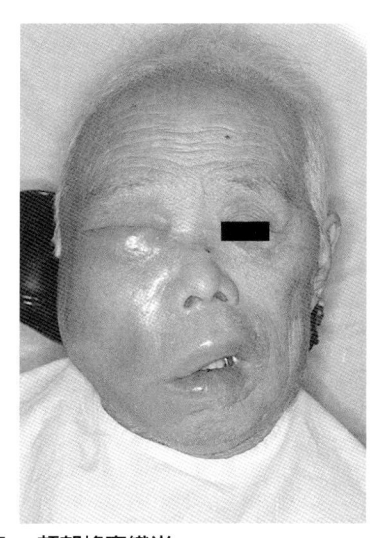

図4-1　頬部蜂窩織炎．
　上顎部の歯に起因する炎症が，上顎骨膜，眼窩周囲，頬部の組織隙など広範囲に波及し蜂窩織炎になっている．

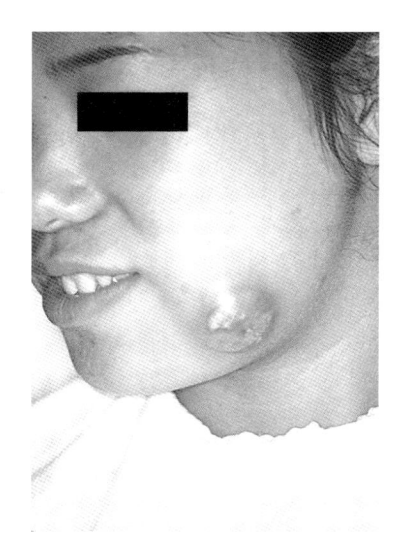

図4-2　皮下膿瘍．
　炎症は慢性化して限局し，内部に膿を満たした膿瘍を形成している．放置すると外歯瘻を形成する．

20　I．口腔外科学

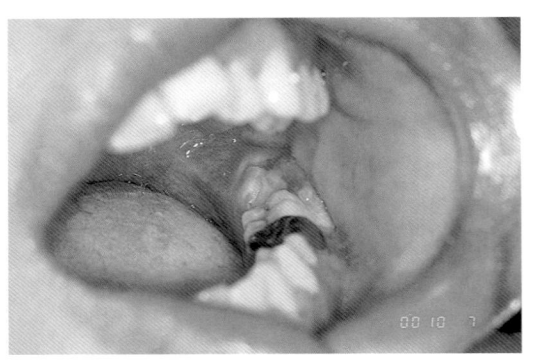

図4-3　智歯周囲炎（口腔）．
左側下顎智歯は近心部のみ萌出し，遠心部歯肉では発赤，腫脹がみられる．開口障害や嚥下痛がみられる．慢性智歯周囲炎から急性化する．

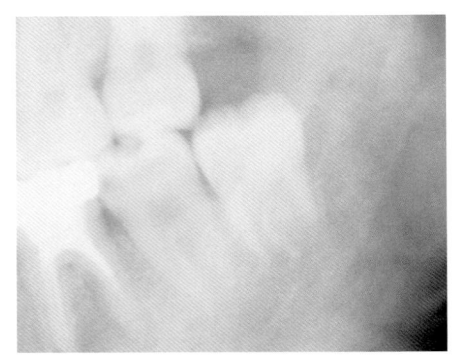

図4-4　智歯周囲炎（エックス線）．
左側下顎智歯は，ほぼ垂直位をとるが，遠心部は萌出していない．歯冠遠心部の骨には，炎症による透過像が観察される．

b．治療

急性期には抗菌薬の投与，安静，栄養補給が行われる．膿瘍が形成された場合は，切開排膿を行う．歯内療法や抜歯など原因歯の処置は，症状が軽減してから行われることが多い．

4-2．智歯周囲炎

智歯（第三大臼歯）の歯冠周囲炎を智歯周囲炎といい，とくに下顎に多い．智歯は，成長発育完了後に萌出するためスペースが不足し，埋伏歯となりやすい．とくに不完全埋伏歯では，歯冠周囲にポケットを形成し，容易に炎症を起こす．完全に萌出した場合は起こらない．智歯に発症した齲蝕や歯周炎とは区別する．

a．症状

智歯周囲の歯肉は発赤，腫脹し，圧迫すると歯冠周囲のポケットから排膿がみられる（図4-3）．エックス線写真で歯冠近心部に半月状透過像がみられることが多い（図4-4）．急性炎では，種々の全身症状や強い自発痛のほかに，開口障害や嚥下痛がみられる．炎症が顎下，頸部や咽頭方向へと進行すると，重症な経過をとりやすい．

b．治療

治療は，急性期では抗菌薬の投与，安静，栄養補給を行い，症状が軽快した後に，抜歯を行う．垂直位に植立している場合は，歯肉弁切除を行って歯を保存することもある．

4-3．上顎洞炎

一般に上顎臼歯部の根尖は，上顎洞底部に近接しており，根尖性歯周炎や歯根嚢胞の感染などから，炎症が上顎洞に波及することがある．これを歯性上顎洞炎という．一方，鼻炎などから上顎洞に炎症が波及したものを鼻性上顎洞炎という．歯性では片側性，鼻性では両側性が多い．一般に用いられる「蓄膿症」という用語は，上顎洞炎で洞内に膿汁が貯留した状態をいう．

a．症状

口腔症状（患側臼歯部の疼痛，歯肉頬移行部の腫脹，圧痛など），鼻症状（鼻閉感，鼻漏），偏頭痛などがみられる．エックス線写真（ウォータース法，オルソパントモグラム）では，透過像として黒くみえるはずの上顎洞が白く曇ってくる（図4-5,6）．

b．治療

上顎洞炎に対して抗菌薬，抗炎症剤の投与を

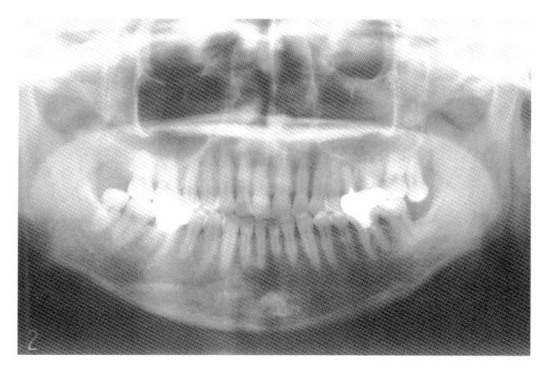

図4-5　歯性上顎洞炎（オルソパントモグラム）．
左側上顎第一大臼歯に起因する歯性上顎洞炎．根尖病巣と上顎洞底部は交通している．

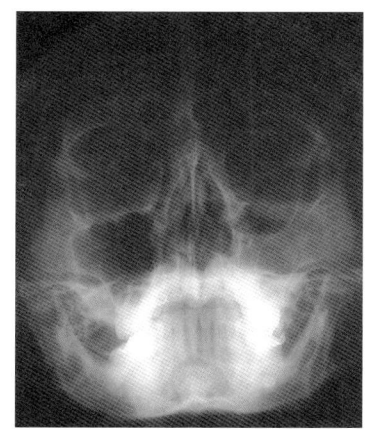

図4-6　上顎洞炎（ウォータース法）．
左側上顎洞は右側に比較して不透過性が亢進している．内部に液体を満たしたような液面形成がみられる．

行うと同時に，原因歯の処置を行う．慢性炎症で薬剤の効果がみられない場合は，手術（上顎洞根治手術，内視鏡手術）が必要となる．

上顎洞炎がなくとも，上顎洞に近接している歯の抜歯を行う場合は，上顎洞穿孔や上顎洞への歯根迷入に注意する．

4-4．ドライソケット

a．症状

抜歯創の異常な治癒経過で，抜歯窩に血餅や肉芽形成がみられずに歯槽骨が露出したままとなり，強い接触痛を訴えるものをドライソケットという．慢性炎症や硬化性骨炎により歯槽骨が緻密化している場合や，局所の感染により血餅が脱落した場合などに生じやすい．

b．治療

抜歯窩を生理食塩液などで洗浄し，デンタルコーンや抗生物質軟膏，鎮痛剤を含む局所貼付剤などを挿入し，歯周包帯やシーネで抜歯窩を保護して肉芽形成をうながす．抗菌薬の全身投与や抜歯窩の再掻爬が必要な場合もある．放置すると長期に及ぶ場合もある．

4-5．顎炎，顎骨周囲炎

歯および歯周組織の炎症が急性化して拡大す

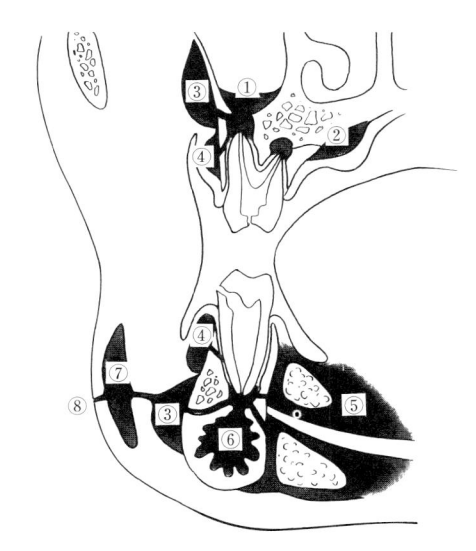

図4-7　歯性感染症の感染経路．
①上顎洞炎．②口蓋膿瘍．③顎骨骨膜炎．④歯肉膿瘍．⑤口底炎．⑥顎骨骨髄炎．⑦皮下膿瘍．⑧外歯瘻．

ると，顎骨骨膜炎や骨髄炎，あるいは顎骨周囲軟組織の炎症などへと進展する（図4-7）．

全身症状（発熱，悪寒戦慄，全身倦怠，食欲不振など）や，局所症状（顔面皮膚の発赤・腫脹，歯肉頰移行部の発赤・腫脹，拍動性自発痛，開口障

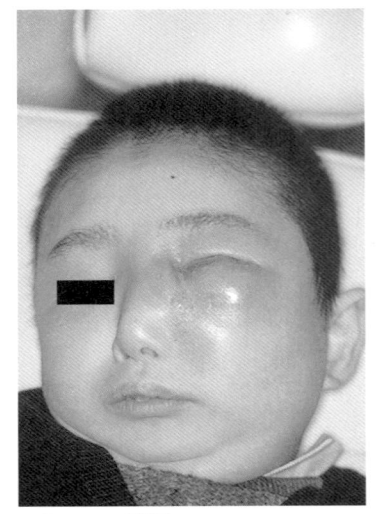

22　I．口腔外科学

図4-8　上顎骨骨膜炎．
左側眼窩周囲まで炎症が波及し，眼裂は閉鎖している．

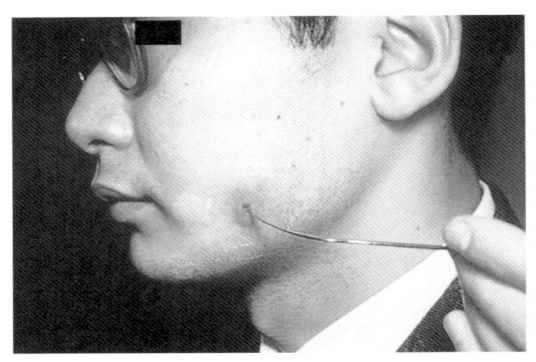

図4-9　外歯瘻．
原因歯の治療を行わずに炎症を放置すると，皮膚に排膿の出口（外歯瘻）ができてしまう．

害，嚥下痛など）が強く現れる．

　血液検査で血沈の亢進，白血球の増加，核の左方移動，C反応性蛋白陽性などがみられる．

　急性症状が強い場合は，抗菌薬の全身投与，抗炎症剤や解熱鎮痛剤の投与，安静，栄養補給を行う．膿瘍を形成した場合は，切開排膿を行う．

A．顎骨骨膜炎

　根尖性歯周炎，辺縁性歯周炎，歯槽膿瘍，智歯周囲炎などの炎症が急性化して顎骨骨膜に達すると，骨膜に沿って拡大し骨膜炎となる．下顎では骨髄炎から継発することもある．

a．症状

　炎症の主体となっている部分の顔面部皮膚の発赤，腫脹，熱感，自発痛，圧痛を示す．上顎前歯部では炎症は唇頬側から眼窩周囲に広がり，眼を開けにくくなる（図4-8）．下顎では舌側の炎症は骨膜から口底炎へと進行しやすい．上下智歯部の炎症は後方や舌側に進行し，開口障害，嚥下痛をきたしやすい．

　経過とともに骨膜下に膿瘍が形成され波動を触れるようになる．適切な治療をせずに放置すると，膿瘍は破れて症状は軽減するが，膿が持続して排出される出口（瘻孔）ができる．瘻孔が口腔内にできたものを内歯瘻，皮膚にできたものを外歯瘻という（図4-9）．

　急性顎骨骨膜炎が完全に治癒せず慢性化したり，原因菌が弱毒菌による場合は，慢性顎骨骨膜炎になることがある．とくに若年者では，炎症のある骨膜部分に反応性に骨組織が形成されることもあり，ガーレー骨髄炎という．

b．治療

　抗菌薬の全身投与を行うとともに，骨膜下膿瘍が形成された場合は切開排膿を行う．

B．顎骨骨髄炎

　下顎に多い．上顎骨では骨髄組織が少ないため，骨髄炎になりにくい．急性骨髄炎と慢性骨髄炎がある．急性期には抗菌薬の全身投与や抗炎症剤の使用，安静，栄養補給などの一般的治療を行う．腐骨が形成，分離された場合は手術的に除去する．

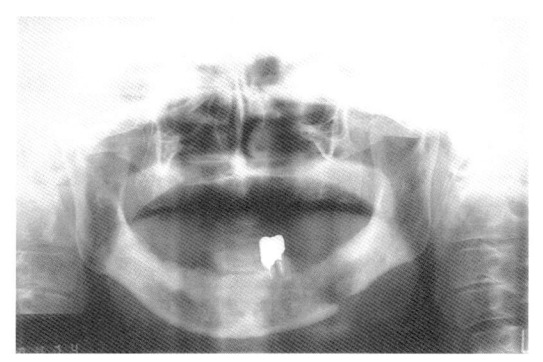

図4-10 下顎骨骨髄炎（エックス線）．
左側下顎骨体部に不規則な骨吸収像がみられる．上方は不透過物が混在し腐骨になっている．

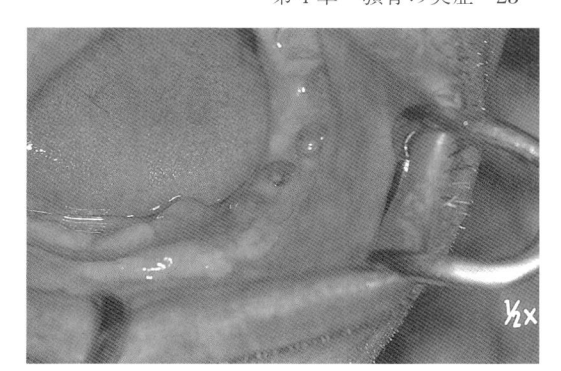

図4-11 下顎骨骨髄炎（口腔）．
口腔内には多数の膿瘍形成と排膿がみられる．

a．急性下顎骨骨髄炎

1）初期（2〜5日）：発熱，原因歯の拍動性疼痛

2）進行期（1〜3週）：全身症状，臨床検査値の異常，原因歯から数歯にわたる歯の弛緩，動揺，打診痛（弓倉反応），炎症が下顎管（下歯槽神経）に及んだ場合にみられる下唇の知覚麻痺（ワンサン症候）

3）腐骨形成期（2〜10週）：全身症状はやや軽減．微熱，軽度の頻脈が継続．腐骨が形成されてくるため口臭（悪臭）が強くなる．

4）腐骨分離期（3か月〜1年）：自覚症状は軽減．エックス線写真で腐骨（不透過像）と周囲の透過像（骨柩）が明瞭にみられる（**図4-10**）．瘻孔形成と排膿，肉芽増生などがみられる（**図4-11**）．

b．慢性下顎骨骨髄炎

不適切な抗菌薬の使用や弱毒菌の感染により，明確な急性症状を示さず慢性に経過する骨髄炎が増加している．難治性となる場合が多い．腐骨が分離せず，炎症部の骨硬化が起こる硬化性骨髄炎は極めて難治性である．

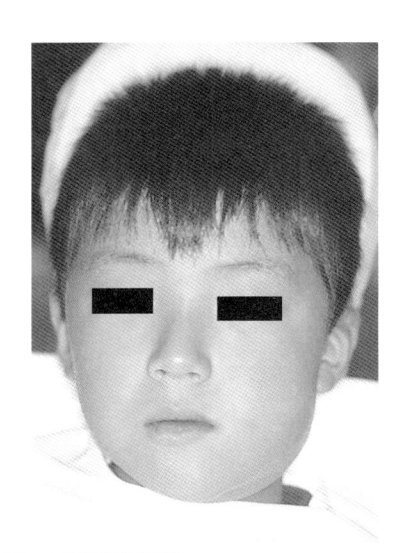

図4-12 口底炎（顔貌）．
左側下顎下縁から顎下部に発赤，腫脹がみられる．口腔内は舌下口底部が腫脹しているが，開口障害が著明でよく観察できない．

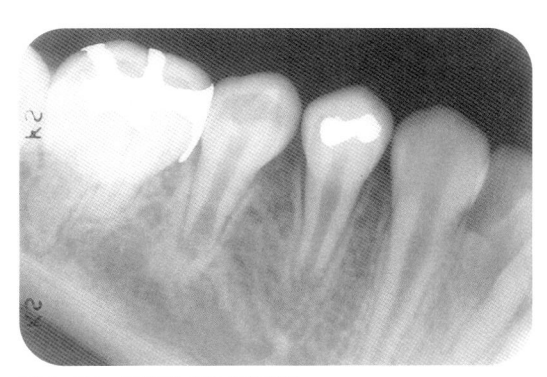

図4-13 原因歯（中心結節）．
本症例では，下顎小臼歯の中心結節が破折し歯髄壊死となり，口底炎となった．

C. 顎骨周囲炎

筋肉と筋肉の間，筋肉と骨の間，脂肪と筋肉，脂肪と皮膚の間など，まばらな結合組織で境される隙間を組織隙という．顎骨周囲には多くの組織隙があり，互いに連絡している．顎骨の炎症が周囲の組織隙に達すると一気に拡大し，隣接する組織隙へと進展しやすい．

下顎舌側の炎症は容易に舌下隙，顎下隙に進展し口底炎となる（図4-12, 13）．さらにオトガイ下隙や側咽頭隙など複数の組織隙に炎症が及んだ状態を口底蜂窩織炎という．強い開口障害と嚥下痛をきたし，飲食ができず，炎症はさらに重症になりやすい．

組織隙を伝って上方では頭蓋内へ，下方では頸部，縦隔へと広がることもあり，生命に危険が及ぶこともある．

第5章
顎関節の異常

a. 解剖
　顎関節は側頭骨と下顎骨を結ぶ関節であり，耳珠前方に人差し指をおいて開口すると触知できる．会話，咀嚼など日常生活をおくるうえで重要な関節である．顎関節を構成する骨は，下顎頭と側頭骨下顎窩であり，下顎窩の前方には関節結節という隆起した部分がある．その周囲を関節包が袋状に包むようにして連結し，さらに外側靭帯などの関節靭帯が補強している．下顎頭と下顎窩の間には下顎頭を包むように関節円板が存在し，クッションの役割を果たしている．また，下顎窩と関節円板，関節円板と下顎頭との間隙は，それぞれ上関節腔，下関節腔といい，潤滑油の働きをする滑液で満たされており，滑らかな顎運動が可能となっている(**図5-1**)．

b. 運動
　顎関節の主な運動は，下顎頭の前後的な運動(**滑走運動**)と，下顎頭の中心を軸とした蝶番運動(**回転運動**)であり，これに側方へのシフトが加わって三次元的で複雑な下顎運動を可能としている．

　運動を担う筋肉には，閉口時に働く閉口筋(咬筋，内側翼突筋，側頭筋)と開口時に働く開口筋(外側翼突筋，舌骨上筋群，舌骨下筋群)がある．下顎骨は，両側の顎関節部で頭部(側頭骨)と連結しているが，実際は開口筋や閉口筋で支えられている状態である．したがって，種々の要因によって，下顎の位置や関節の状態は変化しやすいのが特徴である．

c. 分類
　顎関節の疾患には，外傷，炎症，腫瘍，先天異常のほか，顎関節に特有な疾患として顎関節症や顎関節強直症がある．

5-1. 顎関節脱臼
　顎関節における外傷としては，骨折と脱臼があるが，このうち顎関節脱臼は歯科診療室でも発症しやすい疾患である．

　下顎頭が下顎窩から外れて戻らなくなった状態を，顎関節脱臼という．外れた方向によって前方脱臼，後方脱臼，外側脱臼，内側脱臼など

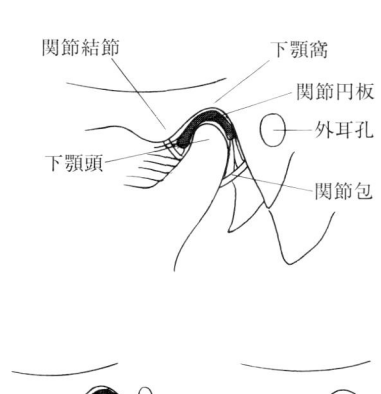

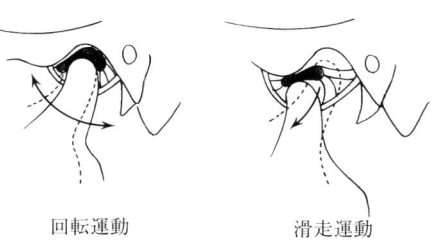

図5-1 顎関節の模式図．

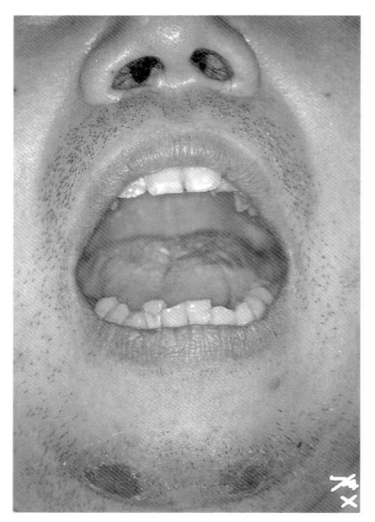

図5-2 両側性顎関節前方脱臼.
両側の下顎頭が前方脱臼し、閉口障害のため完全に口を閉じることができない。咀嚼、会話が障害され、唾液が流れ落ちる．

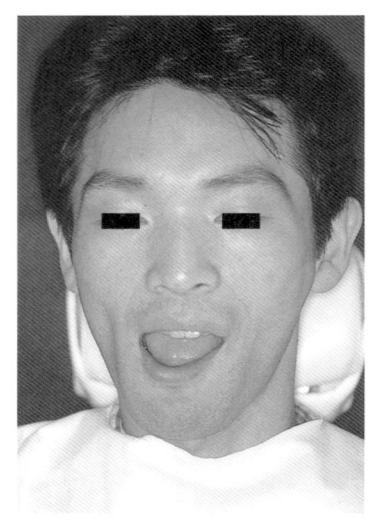

図5-3 片側性顎関節前方脱臼.
左側の顎関節前方脱臼のため下顎は健側（右側）に偏位している．

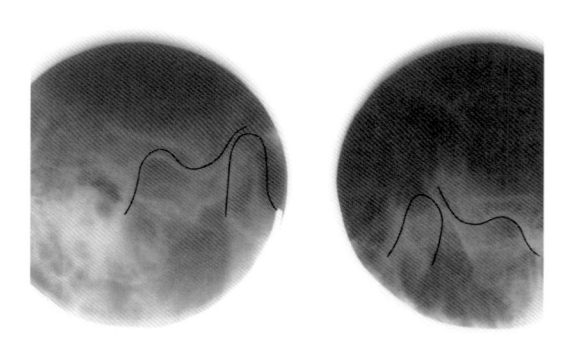

図5-4 両側性顎関節前方脱臼（エックス線）．
両側の下顎頭が関節結節を越えて前上方に位置している．

があるが，最も多いのは前方脱臼である．その他は顎関節骨折にともなって起こりやすい．

前方脱臼は，過度の開口により下顎頭が関節結節を越えた場合に生じる．下顎頭が関節結節を越えると，閉口筋の作用により上方，後方に強く引かれてしまう．下顎頭が元の位置に戻るためには，ふたたび関節結節を越えるために下に引かれなければならないが，閉口筋に打ち勝つ筋肉がないため，自分で戻すことは不可能となる．

a．前方脱臼の原因

あくび，歯科治療時の大開口や長時間開口，大笑い，胃内視鏡検査，気管内挿管，耳鼻科診療時の開口などによって生じやすい．

b．症状

閉口不能，流涎，発音・咀嚼・嚥下障害を呈する．両側性では面長な顔を示し，片側性では下顎が健側に偏位する（図5-2，3）．いずれも中心咬合位で咬合できない．高齢者の無歯顎症例では，脱臼の判別がしにくく，義歯不適合を訴えている場合もあるので注意する．

完全脱臼のエックス線写真（シュラー法，オルソパントモグラム）では，下顎頭が関節結節を越えて前上方に位置している（図5-4）．

c．治療

もとの位置に戻すことを整復という．術者が手で下顎をもって戻す徒手整復が基本となる（図5-5～7）．長期間経過すると癒着を起こす場合もあり，手術が必要となることもある．整復後は再脱臼しやすいので，大開口しないように指導する．再脱臼を繰り返すと習慣性脱臼に

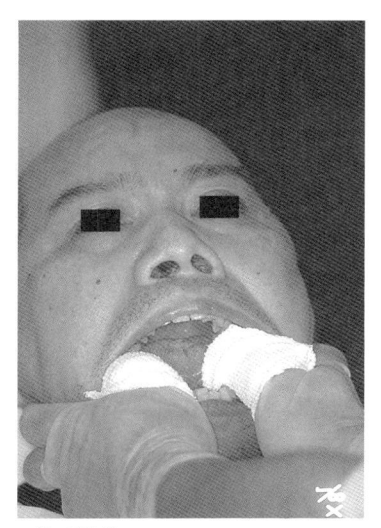

図 5-5 徒手整復.
ヒポクラテス法により脱臼を整復している．指を噛まれないようにガーゼや軍手などで保護するとよい．

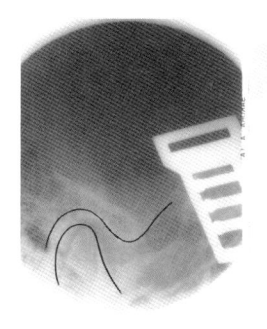

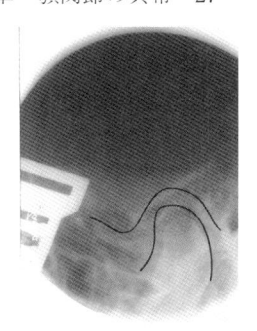

図 5-6 脱臼整復後（エックス線）.
両側下顎頭は下顎窩内におさまっている．

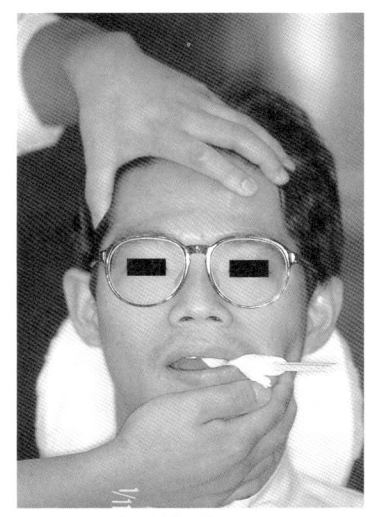

図 5-7 片側性脱臼整復法．
コルク栓やガーゼを巻いた木片を患側の最後臼歯に咬ませて，オトガイ部を上に押し，てこの作用を利用して下顎頭を下げて下顎窩に戻す．

移行する場合もある．

d．習慣性脱臼

関節包や靭帯の弛緩，下顎窩の平坦化などの形態変化や，神経・筋肉などの機能異常によって，日常生活の範囲内の開口でも容易に脱臼する状態を習慣性脱臼という．通常は自力で整復可能であるが，時に自力整復できず医療機関を受診する．高齢者に多い．自力整復できない脱臼を頻繁に繰り返す場合は，手術が必要となる．

5-2．顎関節症

顎関節に，はっきりした炎症症状や関節リウマチなどがないにもかかわらず，疼痛や関節雑音，開口障害，異常顎運動を示すものを顎関節症という．

関節円板の異常や咀嚼筋の障害，慢性外傷，変形性関節症などさまざまな病態を含んでいる．

現在，顎関節学会では5つのタイプに分類している．

Ⅰ型：咀嚼筋の障害を主とするもの．
Ⅱ型：急性外傷後あるいは慢性外傷によるもの．
Ⅲ型：円板の位置異常や変性を主とするもので，顎関節内障（図5-8）とも呼ばれる．

顎運動の途中で位置関係が改善するもの（復位型）とまったく改善しないもの（非復位型）とがある．前者ではコキン，カクンといった雑音（クリッキング）を生じる．後者では雑音はなく，開口障害が著明となる（クローズド・ロック）．円板の穿孔や線維化をきたしていることもある．進行するとⅣ型に移行する．

Ⅳ型：下顎窩や下顎頭などの骨に変形が起こっているもので，骨関節症や変形性顎関節症

関節円板前方転位

円板復位型
(クリッキング)

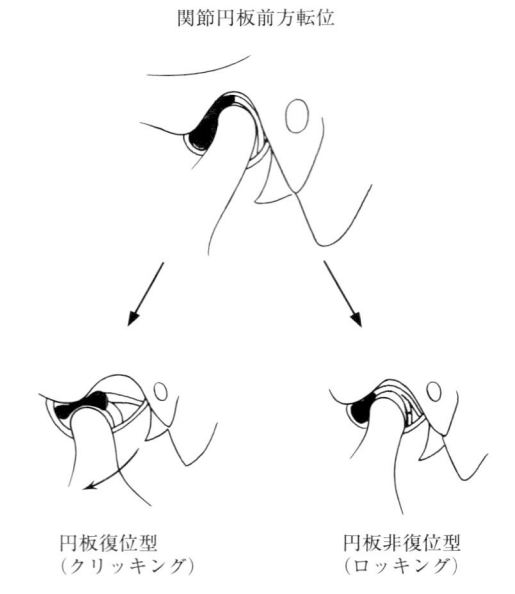

円板非復位型
(ロッキング)

図5-8 顎関節内障の種類．

とも呼ばれる．円板は位置異常のほかに変性や穿孔を生じていることも多い．ジャリジャリ，ザラザラといった雑音(クレピタス)を呈する．

Ⅴ型：Ⅰ～Ⅳ型に分類できないものをⅤ型とする．心因性の要因により顎関節部に症状をきたしているものも含まれる．

a．原因

顎関節症は，発症しやすい素因に誘因が加わって生じるため，すべての人が同じように発症するとは限らない．

素因には，解剖学的形態や感受性，順応性などがある．誘因には，精神的ストレス，咬合の異常，神経や筋肉の不調和，異常な外力などがある．

b．症状

顎関節部の疼痛，咀嚼筋の圧痛，開口障害，顎関節雑音，開口時顎偏位，異常顎運動などがみられる．またⅣ型ではエックス線写真で骨変化がみられるが，それ以外では骨の異常はみられない．時に関節空隙の狭小化がみられることもある．関節円板は，通常のエックス線写真では写らないため，異常を確認するには，MRIや顎関節造影検査が必要となる．

c．治療

病態に応じて治療を行うが，まず保存的療法から開始する．保存的療法には薬物療法，顎運動練習，オクルーザルスプリント療法などがある．保存療法が奏効しないものや骨変形による症状の場合は，外科的療法を行う場合もある．外科的療法には，関節腔パンピング，関節腔洗浄，関節鏡視下手術，円板整位術，円板切除術，関節形成術などがある．

5-3．顎関節強直症

顎関節部が癒着して動かなくなってしまったものを顎関節強直症という．

a．原因

顎関節部の炎症や外傷後に継続して発症する．顎関節部の炎症は，中耳炎や骨髄炎から波及するものや顎関節リウマチに起因するものが多いが，まれに全身的な炎症の細菌が，血液にのって顎関節に炎症を起こす場合もある．外傷では介達骨折による顎関節部の骨折後に生じやすい．いずれも適切な治療や十分な顎運動練習を行わないと，治癒過程で瘢痕形成や線維化が起こり関節の癒着を引き起こす．

b．症状

初期は線維性に癒着するが，さらに癒着部に骨添加が起こり骨性癒着を起こす．線維性癒着では多少の開口や顎運動は可能であるが，骨性癒着ではまったく開口不能となる．開口不能による口腔清掃不能のため，齲蝕や歯周炎が生じ，歯の喪失をきたすが，かえってこれらの隙間から流動食を摂取できるようになる．

下顎頭軟骨部には成長点があるため，癒着すると下顎の成長発育は抑制され，顔貌の変形をきたす．片側性では，患側の下顎骨の成長が抑制されるため，オトガイ正中は患側に偏位する．

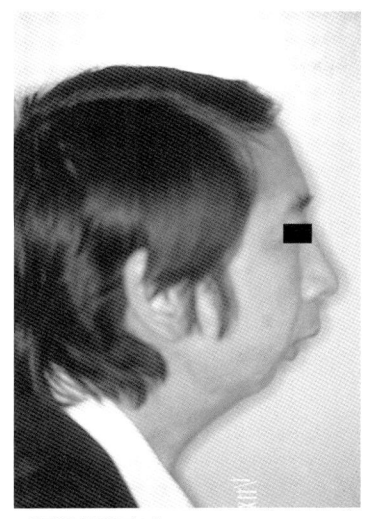

図 5-9　顎関節強直症.
小児期の顎関節炎を放置した結果，顎関節の癒着を引き起こし，同時に下顎の成長が障害され小下顎症となった．

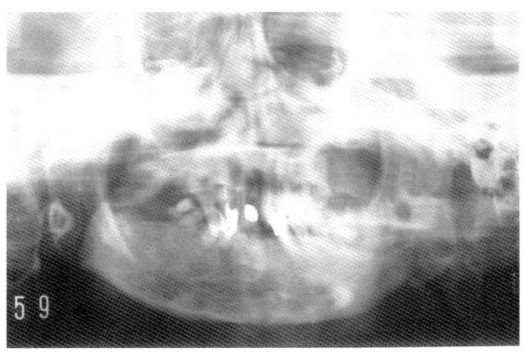

図 5-10　顎関節強直症（エックス線）.
左側下顎骨は下顎枝部から側頭骨まで骨性に癒着し一体化している．顎関節の形態は不明になっている．

両側性では下顎全体が小さく，小下顎症となる（図 5-9）．これらの変形は，発症年齢が低いほど著明となる．

エックス線写真では，下顎頭の変形や骨添加がみられる．骨性癒着が強い場合は，側頭骨と下顎骨が一体化する（図 5-10）．

c. 治療

顎関節強直症の治療は，手術と同時に機能訓練を必ず行う．まず，癒着部分を手術的に切り離す顎関節授動術を行い，つづいて開口訓練などの機能訓練を積極的に行う（図 5-11, 12）．手術のみを行い機能訓練が不十分な場合は，さらに強い骨性癒着を招いてしまう．

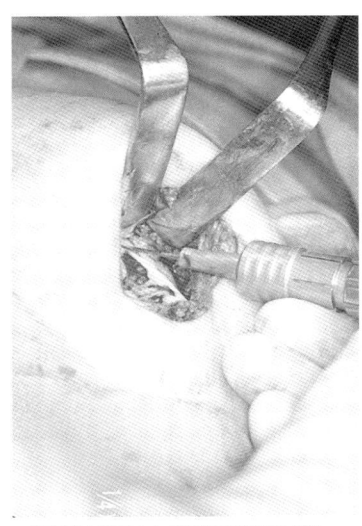

図 5-11　顎関節強直症（顎関節授動術）.
癒着部を電動切削器を用いて切り離している．

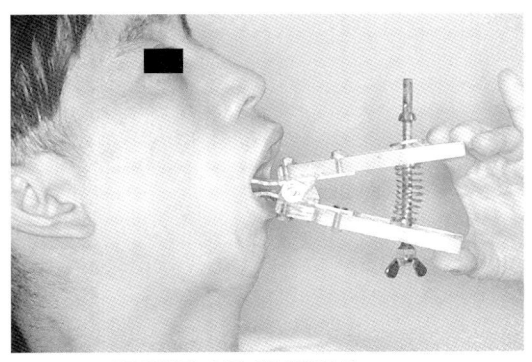

図 5-12　顎関節強直法（機能訓練）.
器具を用いて機能訓練を行っている．手術後は機能訓練を十分に行わないと，さらに強い癒着を引き起こしてしまう．

第6章
顎口腔領域の囊胞

　囊胞とは，囊胞壁という袋状の膜の内部に液体や流動物などを満たしているもので，生体内部に形成される．囊胞壁の構造は，内側を上皮細胞が裏装し，外側は線維性結合組織でできている．顎顔面領域では顎骨内や軟組織内に発生し，上皮細胞の由来によって分類がなされている．歯に関連する上皮（歯原性上皮）に由来する囊胞を歯原性囊胞，それ以外のものを非歯原性囊胞という．また，顎骨内に生じる顎骨内囊胞と軟組織に生じる軟組織囊胞とがあり，軟組織囊胞では唾液腺に関連するものが多い．

　囊胞は一般的に無痛性であるため，大きくならないと気がつかない．内容の増加に伴って徐々に増大する．軟組織に発生した場合は最初から波動を触れるなどの特徴を有する．顎骨内に発生した場合は，エックス線で境界明瞭な類円形エックス線透過像を示す．軟組織内に発生する囊胞は，通常のエックス線写真では写らないので，CTやMRIで検査する．

　治療の基本は，囊胞壁を完全に除去する摘出術である．切開や穿刺などで一時的に内容成分が排出すると囊胞は縮小するが，切開部が閉鎖し内容が貯留すると元通りになる．同様に，不十分な摘出で囊胞が残存すると再発する．囊胞が大きい場合や囊胞壁が薄くて破れやすい場合は，逆に囊胞壁を大きく開放し，開放部を閉じないようにして縮小させる方法（開窓法，副腔形成法）がとられる．

6-1．歯原性囊胞

A．歯根囊胞

　歯根を囲むように発生した囊胞を歯根囊胞という．顎骨内に発生する歯原性囊胞の中で最も頻度が高い．根尖を囲む根尖囊胞と歯根側方に生じる根側囊胞があるが，根尖囊胞が多い．

　齲蝕，歯髄炎，歯髄壊死から生じた根尖性歯周炎を放置すると，根尖部に歯根肉芽腫が形成される．さらに放置すると肉芽腫は増大し，歯根膜や歯槽骨に残存していた歯原性上皮（マラッセの残遺上皮，ヘルトウィヒ上皮鞘）や瘻孔から進入した口腔粘膜上皮などの上皮細胞が入り込み，上皮肉芽腫となる．これらの上皮細胞が増殖して内面を覆って囊胞壁が形成されると囊胞が完成する．

a．症状

　無痛性のため，初期において診断は困難である．歯科治療時のエックス線撮影で偶然発見されることも多い．根尖を含み，歯根膜腔と連続する境界明瞭な類円形エックス線透過像を示す（図6-1，2）．二次的に感染を起こすと急性炎症症状を呈する．囊胞の増大とともに顎骨は膨隆し，さらに増大すると骨皮質が薄くなり，指で押すと骨が凹む，いわゆる羊皮紙様感を触知するようになる．さらに増大すると骨は完全に吸収され，粘膜直下に囊胞壁を触れるため波動を触知する．多数歯の歯根を含んだり，上顎洞内に及ぶほど増大する場合もある．内容は淡黄

第6章　顎口腔領域の囊胞　31

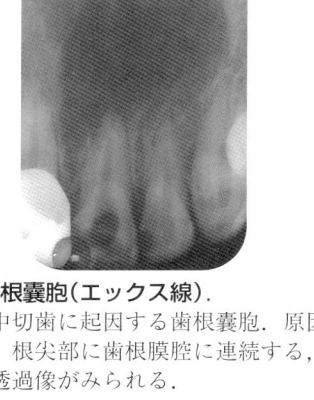

図6-1　歯根囊胞（エックス線）．
左側上顎中切歯に起因する歯根囊胞．原因歯は失活している．根尖部に歯根膜腔に連続する，類円形，境界明瞭な透過像がみられる．

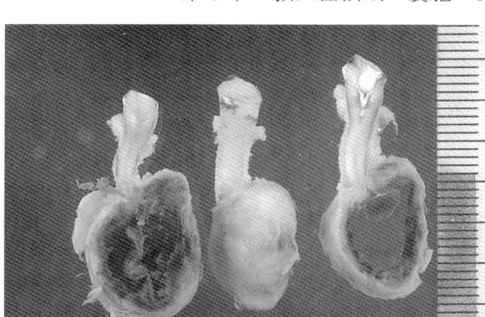

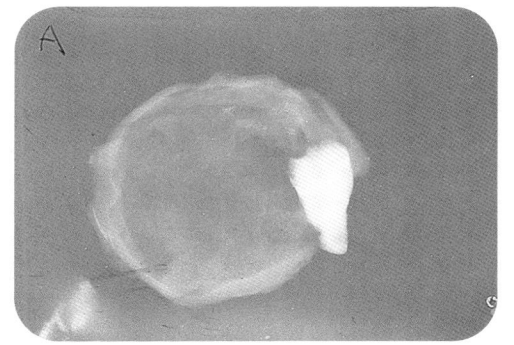

図6-2　歯根囊胞（摘出物）．
根尖に囊胞が連続している．中空性で内部にコレステリン結晶を含む内溶液を満たす．

図6-3　含歯性囊胞（エックス線）．
エナメル器に囊胞化が起こるため，歯冠を囲むように囊胞が形成されている．

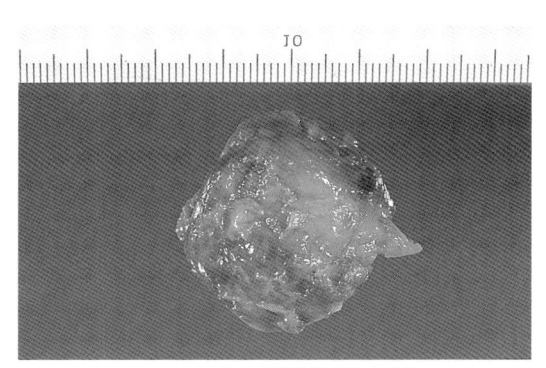

図6-4　含歯性囊胞（摘出物）．
歯根は囊胞外にでている．

色ないし黄褐色の漿液性液体でコレステリン結晶を含むことが多い．

通常，原因となった歯は失活している．エックス線写真で根尖部に囊胞様透過像がみられても，生活歯の場合は，単なる写真上の重なりと考えられる．

b. 治療

原因歯の抜歯あるいは歯根尖切除手術と同時に囊胞摘出術を行う．囊胞が大きく，摘出すると多数の健全歯が失活する場合，鼻腔，上顎洞と交通する場合は副腔形成法や開窓法がとられる．

B．濾胞性歯囊胞

a. 症状

何らかの原因で歯を形成するエナメル器が囊胞化したものを濾胞性歯囊胞という．歯の硬組織が形成されたあとに囊胞化すると，埋伏歯の歯冠を包むように囊胞が形成され，含歯性囊胞と呼ばれる（**図6-3，4**）．硬組織形成前に囊胞化した場合は，囊胞のみが形成され，原始性囊胞と呼ばれる．原始性囊胞では，囊胞壁内面を覆う上皮が角化傾向を示すことが多く，歯原性角化囊胞と呼ばれる．

含歯性囊胞では埋伏歯の歯冠を囲むエックス

32　Ⅰ．口腔外科学

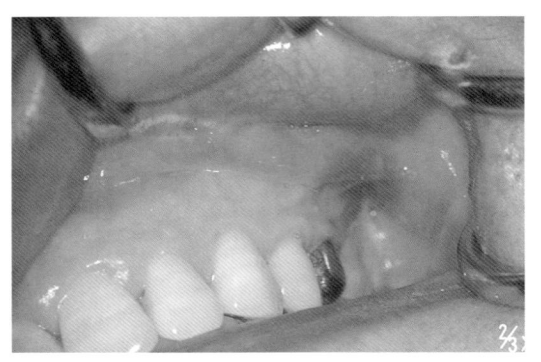

図6-5　術後性上顎嚢胞（口腔）.
歯肉頬移行部から上方部分が腫脹し，波動を触知する．歯肉頬移行部には，以前に行われた手術の瘢痕がみられる．

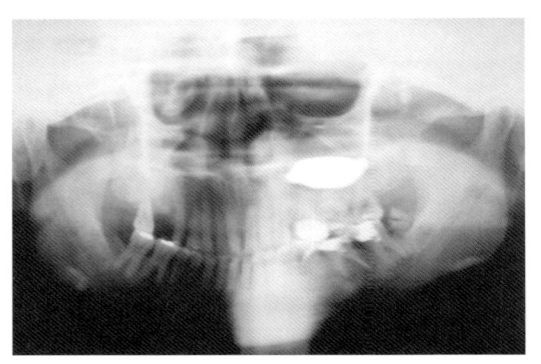

図6-6　術後性上顎嚢胞（エックス線）.
造影剤を注入して撮影したオルソパントモグラム．白く写っている部分が嚢胞部分である．

線透過像がみられる．原始性嚢胞では嚢胞状エックス線透過像のみがみられる．

b．治療

嚢胞摘出と抜歯が行われるが，若年者では開窓法により，埋伏歯の萌出をうながす場合もある．

後述のエナメル上皮腫との鑑別が重要である．

6-2．非歯原性嚢胞

A．鼻口蓋管嚢胞

鼻口蓋管内に残存した上皮に由来する．上顎正中部に生ずる．摘出手術が行われる．

B．術後性上顎嚢胞

上顎洞炎に対する手術（上顎洞根治術）後，数年から十数年たって，上顎洞内や頬部に発生する嚢胞である．頬部の腫脹や鼻閉，眼症状などをきたす（図6-5，6）．上顎洞根治術に準じて嚢胞摘出術を行う．

C．その他

単純性骨嚢胞，脈瘤性骨嚢胞，静止性骨空洞などがある．

6-3．粘液嚢胞

軟組織に生じる嚢胞のうち，唾液腺の排泄障害によって粘液が貯留してできる嚢胞を粘液嚢胞という．小唾液腺に生ずる粘液瘤とワルトン管や舌下腺に関連するガマ腫がある．

A．粘液瘤（巻頭カラー写真20）

a．症状

小唾液腺の存在するところすべてに発生する可能性があるが，上顎側切歯や犬歯の先端があたる部位，すなわち下唇の口角よりに生じるものが多い．咬傷その他により小唾液腺が障害され，粘液が腺管や組織内に貯留する．

半球状の無痛性膨隆を生じ，大きくなると青紫色を呈する．波動を触知する．簡単に破れて縮小するが，すぐ再発し，自潰再発を繰り返す．

舌尖下面に生じるものを，とくにブランダン・ヌーン嚢胞と呼ぶ（巻頭カラー写真21）．

b．治療

周囲の小唾液腺を含めて摘出する．

B．ガマ腫（巻頭カラー写真22）

a．症状

舌下腺およびワルトン管の障害により生じる．

通常，口底部に片側性に無痛性膨隆として生じる．被覆粘膜は正常であるが，腫脹にともない薄くなるため，内容が透けて青紫色を呈する．大きくなると舌が挙上され，発音障害や嚥下障害などをきたすこともある．舌下部のみが腫脹する場合と顎下部の腫脹をきたす場合とがある．

b．治療

嚢胞壁は薄く，上皮の裏装がない場合も多く，摘出時に破れやすいため再発しやすい．開窓法や舌下腺を含めた摘出術がなされる．

C．その他の軟組織嚢胞

類皮嚢胞，類表皮嚢胞，甲状舌管嚢胞，リンパ上皮性嚢胞，鼻歯槽嚢胞などがある．

第7章
顎口腔領域の腫瘍

　生体の正常細胞は，自分の役割があらかじめ遺伝子にインプットされており，細胞分裂から細胞死まで，よく制御されている．腫瘍とは，細胞に異変が起こり，自立性増殖を起こしてしまう異常病変である．

　良性腫瘍と悪性腫瘍がある（**表7-1**）．良性腫瘍は，細胞本来の形態や性格を残したまま細胞が異常に増殖したもので，ゆっくりと膨張性に発育し，境界明瞭で，再発も少なく，転移しない．一方，悪性腫瘍では，細胞は自立性，無目的に周囲組織に浸潤するように増殖し，発育は速く，再発も多く，他の部位への転移がみられる．

　腫瘍はいずれの細胞からも発生するが，由来する細胞の種類によって，歯原性腫瘍，非歯原性腫瘍，上皮系腫瘍，非上皮系腫瘍などに分類される．

　また，慢性刺激などで細胞が反応性に増加し，腫瘍様増殖をきたすものを腫瘍類似疾患と呼ぶ．

表7-1 良性腫瘍と悪性腫瘍の違い

	良性腫瘍	悪性腫瘍
発育様式	膨張性	浸潤性
発育速度	遅い	速い
境界	明瞭	不明瞭
再発	少ない	多い
転移	しない	多い
悪液質	なし	著しい

7-1. 歯原性腫瘍

　歯を形成する歯原性上皮，エナメル器，歯胚の細胞に由来する腫瘍を歯原性腫瘍という．ほとんどが良性腫瘍で顎骨内に発生する．代表的な歯原性腫瘍として，エナメル上皮腫，歯牙腫，セメントーマなどがある．

A．エナメル上皮腫

　歯提やエナメル器の歯原性上皮に由来する腫瘍である．腫瘍実質は幼弱なエナメル器に類似した構造を示すことが多い（**図7-1**）．

a．症状

　下顎大臼歯部から下顎枝部にかけて好発する．20～40歳代に多いとされるが，10代あるいは10歳未満の若年者に発生する場合もある．無痛性であるため，顎骨が膨隆してはじめて気づく場合が多い（**図7-2**）．歯科治療時のオルソパントモグラムなどで偶然発見されることもある（**図7-3**）．腫瘍は囊胞型と充実型があり，囊胞型では羊皮紙様感や波動を触知する．

　エックス線写真では，多房性あるいは単房性のエックス線透過像を示す．病変内に埋伏歯を含むこともある．病変に接する歯の歯根吸収は，エナメル上皮腫などの歯原性良性腫瘍に特徴的な所見である（**図7-4**）．

b．治療

　手術的に腫瘍を除去する．薬物療法は奏効しない．良性腫瘍であるが，腫瘍細胞は骨内に浸潤性に入り込んでおり，単純な摘出のみでは細

第7章　顎口腔領域の腫瘍　35

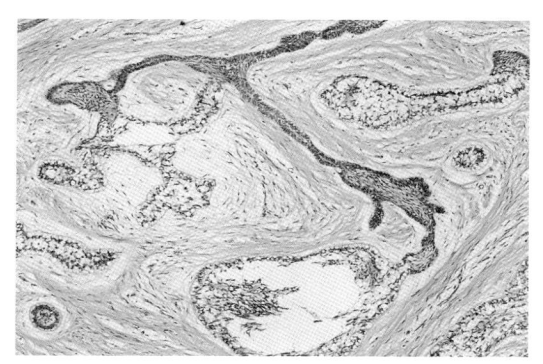

図7-1　エナメル上皮腫（病理組織像）．
　H-E染色で紫色に染まる細胞集団が腫瘍実質，桃色に染まる部分が結合組織である．腫瘍実質は，歯堤やエナメル器に似ている．

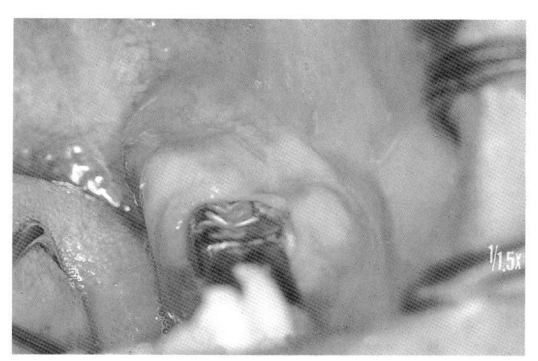

図7-2　エナメル上皮腫（口腔）．
　下顎骨の頰舌的な膨隆を呈する．疼痛はない．囊胞型では，波動を触れる場合がある．

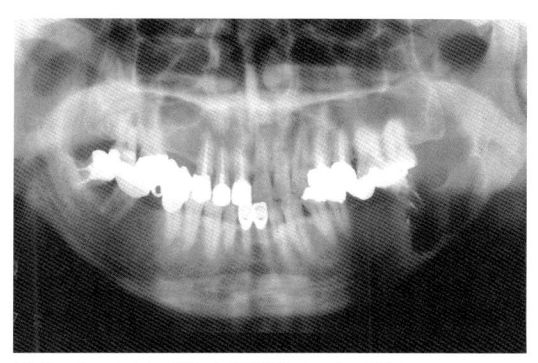

図7-3　エナメル上皮腫（エックス線）．
　左側下顎臼歯部から後方にエックス線透過像がみられる．一般的には，多房性エックス線透過像を呈することが多い．

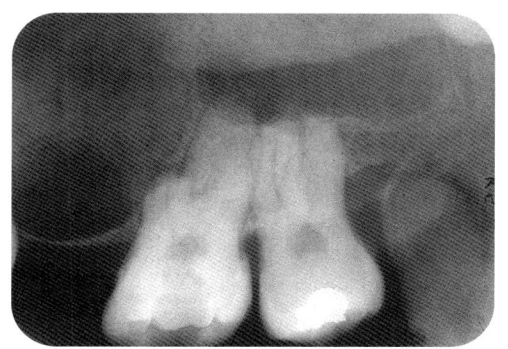

図7-4　エナメル上皮腫（歯根吸収）．
　エナメル上皮腫では，腫瘍に接している歯の歯根吸収がみられることが多い．

胞が残存し再発する．したがって，原則的に腫瘍周囲の健康な骨を含めて顎骨を切除する．若年者では，広範な顎骨切除は，その後の顔貌変形を招くため，開窓減圧により腫瘍縮小と新生骨形成をうながし，腫瘍切除を反復する顎骨保存療法が行われる．
　再発を繰り返すと悪性化するとの報告もあるので注意を要する．

B．歯牙腫

a．症状
　歯の構成成分であるエナメル質，象牙質，セメント質などが部分的に，あるいは全部が過剰形成した混合性腫瘍である．真の腫瘍というより歯胚形成異常による組織奇形と考えられる．正常な歯の構造をなさず，不規則な塊となる複雑性歯牙腫と，大小さまざまな歯牙様物が集合する集合性歯牙腫に分類される（図7-5～8）．
　自覚症状はなく，エックス線写真で偶然発見されることが多い．永久歯の萌出を障害している場合がある．

b．治療
　骨内の深部に存在する小さなものでは経過観察を行うこともあるが，障害の原因になっているものでは摘出する．

36　Ⅰ．口腔外科学

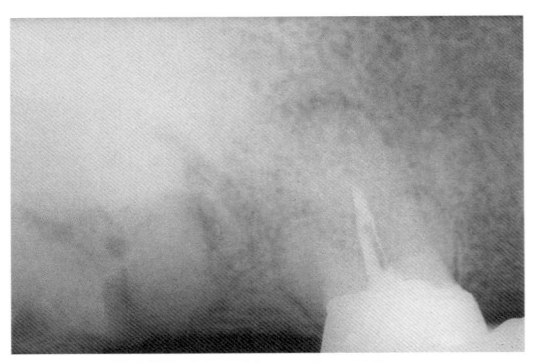

図7-5　複雑性歯牙腫（エックス線）．
複雑性歯牙腫では、顎骨内に一様なエックス線不透過像がみられる。周囲に一層の透過像がみられる。

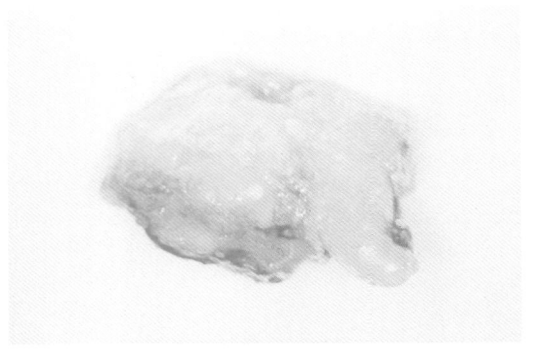

図7-6　複雑性歯牙腫（摘出物）．
正常な歯の形態はとらず、黄白色から黄色の塊としてみられる。病理組織学的には、象牙質やエナメル質、セメント質などが混合してみられる。

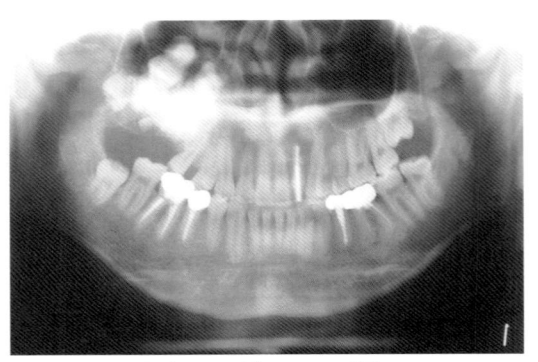

図7-7　集合性歯牙腫（エックス線）．
集合性歯牙腫では、埋伏歯や細かなエックス線不透過像の集合体としてみられる。周囲に一層の透過像がみられる。

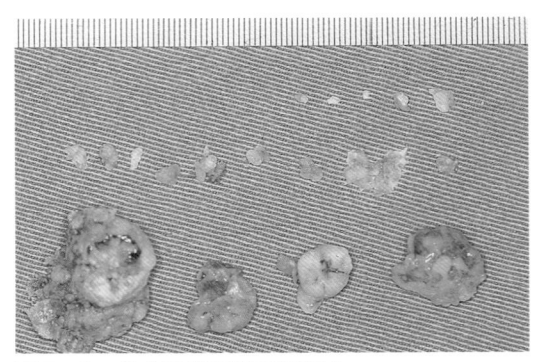

図7-8　集合性歯牙腫（摘出物）．
大小さまざまな、歯を模倣した石灰化物の集合である。

C．セメントーマ

セメント質が増生した良性腫瘍である。歯根周囲にセメント質が増生添加し、歯根肥大や歯根の一部に塊状に付着した形態を示す。類似した病変として良性セメント芽細胞腫、根尖性セメント質異形成症、セメント質形成線維腫がある。

自覚症状はない。エックス線写真で根尖に連続するエックス線不透過像がみられ、その周囲に歯根膜と連続する透過像がみられる（図7-9）。

無症状のものは経過を観察する。二次感染を起こしたものや増大傾向のあるものは、抜歯と同時に摘出する。良性セメント芽細胞腫、セメント質形成線維腫で大きな場合は、顎骨切除が必要となるものもある。

7-2．口腔軟組織の良性腫瘍

A．上皮性腫瘍

代表的な良性上皮性腫瘍に乳頭腫がある（**巻頭カラー写真23**）。慢性刺激やウイルスが誘因となって舌、頰粘膜、歯肉、口蓋、咽頭などに生

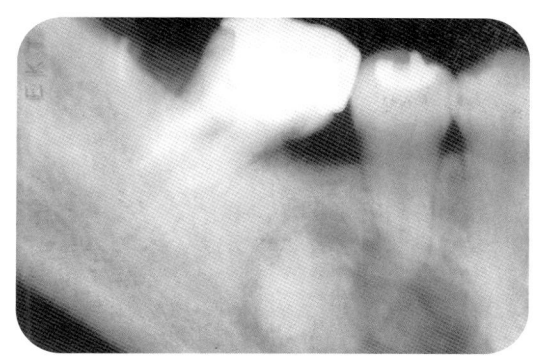

図7-9 セメントーマ．
根尖部に周囲を透過像で囲まれたエックス線不透過像がみられる．透過像は歯根膜腔に連続している．

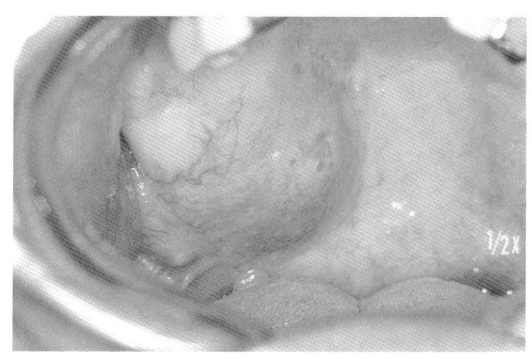

図7-10 多形性腺腫．
口腔領域では口蓋腺に多く発生するため，口蓋に片側性にみられる．経過の極めて長いものや潰瘍をともなうものは，悪性のこともある．

じる．

a．症状

粘膜表層の上皮細胞が異常増殖するため，有茎性あるいは広基性で外向性に発育し，表面は乳頭状，疣贅(いぼ)状を呈する．年齢が高くなるほど発生頻度も高くなる．上皮が角化し白色を示すことも多い．周囲の硬結や潰瘍形成はない．臨床的に同じように見えても，悪性化するものや，すでに初期癌のこともあるので注意を必要とする．

不適合義歯により，口蓋粘膜や歯肉に広範囲に乳頭状変化が見られることがあり，乳頭腫症という(巻頭カラー写真24)．

b．治療

外科的切除やレーザー焼灼を行う．悪性を疑う場合は，切除した組織は必ず病理組織学的検査を行う．

B．非上皮性腫瘍

a．症状

上皮以外の細胞に由来するため，表面は平滑な粘膜で覆われている．乳頭腫のような表面変化はきたさない．有茎性，広基性に腫脹する．

線維腫，血管腫，リンパ管腫，脂肪腫，骨腫，軟骨腫，化骨性線維腫などがある(巻頭カラー写真25，26)．

b．治療

外科的切除が行われるが，血管腫ではレーザー焼灼や凍結療法も行われる．

7-3．唾液腺腫瘍

a．症状

唾液腺に発生する腫瘍で最も多いものは，多形性腺腫である．大唾液腺では耳下腺，小唾液腺では口蓋腺に好発する．発育は緩慢で，口蓋後方部，片側性に無痛性半球状腫脹をきたす(図7-10)．硬さは弾性硬で，大きくなると口蓋骨が圧迫により吸収されることもある．経過の長いものでは，腫瘍内部が癌化していることもある(多形性腺腫内癌)．

b．治療

腫瘍の被膜を破らないように完全に摘出する．

7-4．腫瘍類似疾患

A．エプーリス

歯肉に生じた良性の限局性腫瘤を総称してエプーリスと呼ぶ．乳頭腫などの明らかな腫瘍は

図7-11 エプーリス.
歯冠乳頭部歯肉から有茎性の増殖物が生じている.

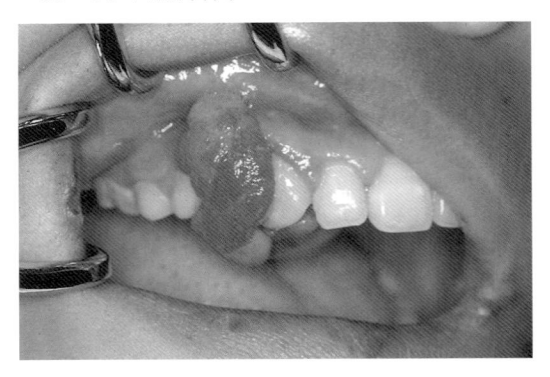

除外するため,ほとんど炎症性ないし反応性の増殖物である.

a.症状

発生母地としては,歯肉,骨膜,歯根膜があり,線維性増殖を主体とし,表面粘膜は平滑で有茎性である.上下顎前部の歯間乳頭部に好発する(図7-11).慢性炎症性刺激に対して反応性に増殖する炎症性エプーリスと,腫瘍性性格を持つ腫瘍性エプーリスとに分類されるが炎症性エプーリスが多い.

組織学的に肉芽腫性エプーリス,線維性エプーリス,血管腫性エプーリス,線維腫性エプーリス,骨形成性エプーリス,巨細胞性エプーリスに分けられる.

b.治療

発生母地を含んで腫瘤を切除する.骨削除や抜歯が必要となる場合もある.

c.特殊なエプーリス

1)先天性エプーリス

新生児の歯肉にみられる.組織学的に顆粒細胞腫に類似する.

2)妊娠性エプーリス(巻頭カラー写真27)

妊娠3か月ごろより発生し,徐々に増大するが,分娩後に発育を停止するか縮小,消失する.したがって,まず経過観察を行う.血管腫性エプーリスのことが多く,頻回に出血を繰り返す場合は切除手術を検討する.ホルモンとの関連が考えられている.

B.義歯性線維症

a.症状

不適合義歯,とくに総義歯の床縁があたる部分の歯槽堤や歯肉頰移行部粘膜に弁状,あるいは分葉状の腫瘤が形成される(図7-12,13).不安定な義歯の慢性機械的刺激による反応性増殖物である.

b.治療

外科的に切除し,義歯を新製する.

C.薬物性歯肉肥大(巻頭カラー写真28,29)

ある種の薬物を継続して使用していると歯肉の肥大増殖をきたすことがある.代表的な薬剤として,抗けいれん薬とカルシウム拮抗薬がある.歯間乳頭部から辺縁歯肉にかけて歯肉が肥大するが,歯周炎にみられるような発赤を伴う浮腫性腫脹とは異なり,健常色でやや硬い増殖である.肥大した歯肉で歯冠が覆われてしまう場合もある.歯のない部分の増殖は起こらないことから,慢性炎症性刺激と薬剤の線維芽細胞への影響の両者の関連が疑われている.

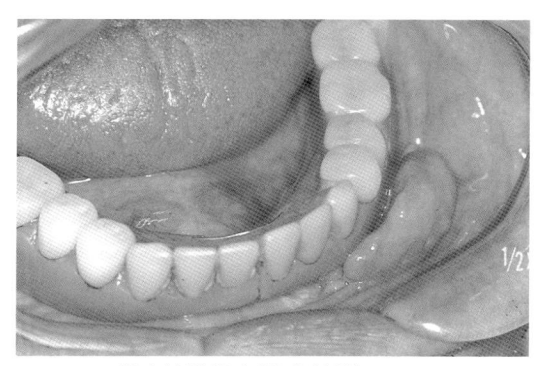

図 7-12 義歯性線維症（義歯装着）.
不適合義歯の刺激により，歯肉の線維性増殖が生じている．

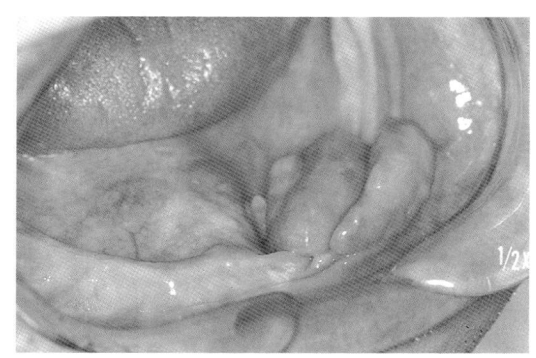

図 7-13 義歯性線維症（義歯なし）.
義歯をはずした状態．義歯を挟み込むように増殖している．

a．薬剤

1）抗けいれん薬

てんかんの治療薬であるヒダントイン，フェニトインなどがある．

2）カルシウム拮抗薬

高血圧症や心疾患の治療薬であるニフェジピン，ニカルジピンなどがある．

b．治療

可能であれば薬物を変更してもらう．除石とプラークコントロールを併行して行う．歯肉増髄が著しい場合は歯肉切除を行う．

7-5．悪性腫瘍

悪性腫瘍は，一般に「がん，ガン」と総称されるが，上皮性悪性腫瘍である「癌腫」と非上皮性悪性腫瘍である「肉腫」に分類される．癌腫の場合は，発生部位や由来細胞の後に癌をつけて○○癌と，肉腫の場合は同様に○○肉腫と呼ぶ．

全悪性腫瘍のうち口腔領域に発生するものは全体の2～3％であり癌腫が圧倒的に多い．

A．悪性上皮性腫瘍（癌腫）（巻頭カラー写真 30, 31）

口腔癌のほとんどは，粘膜上皮に由来する扁平上皮癌である．舌，歯肉に多く，次いで口底，頰粘膜，硬口蓋の順に多い．口唇も口腔癌に含めるが比較的少ない．一般に中高年者に多いが，若年者に発生することもある．

a．症状

初期においては自覚症状がないため放置されやすく，ある程度増大してから腫脹や疼痛，出血などを訴えて発見される場合が多い．ただし，末期癌では耐え切れない疼痛を訴えることが多い．腫瘍は境界不明瞭，表面はカリフラワー状で潰瘍形成を認め，周囲は堤防状に隆起し硬結を触知する．腫瘍は比較的もろく出血しやすい場合が多い．潰瘍表面には壊死物質（癌乳）が付着し悪臭を発する．自発痛は軽度であるが圧痛や刺激痛を訴えることがある．舌癌では，初期から強い自発痛や運動痛を訴えることがある．進行すると顎下・頸部のリンパ節転移や肺，肝，骨などへの遠隔転移をきたし予後不良となる（図7-14～16）．

b．TNM分類（表7-2）

癌の進行状態を判別し，治療効果や予後の判定に役立たせるために，初診時の状態でTNM分類を行う．Tは原発腫瘍の大きさ，Nは所属リンパ節転移の状態，Mは遠隔臓器への転移の有無を示す．これらは，世界共通の分類法であり，多数の施設での比較や検討に役立つ．その

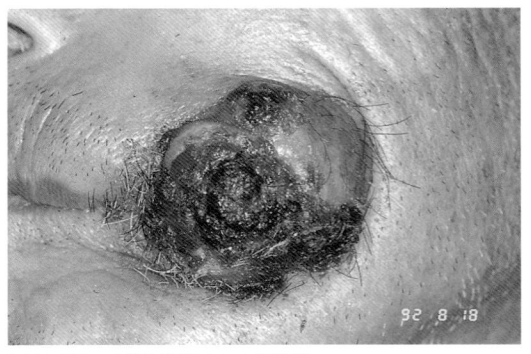

図7-14 頬粘膜癌(皮膚浸潤).
頬粘膜癌を放置したため皮膚まで癌が浸潤している．TNM分類でT4であり，進行癌である．

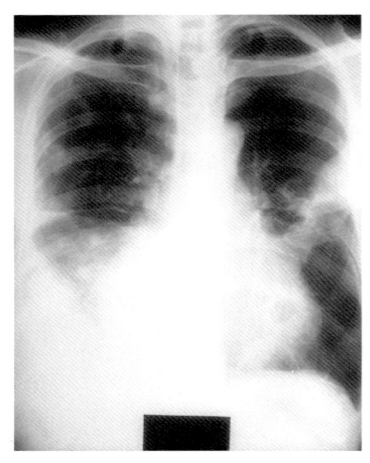

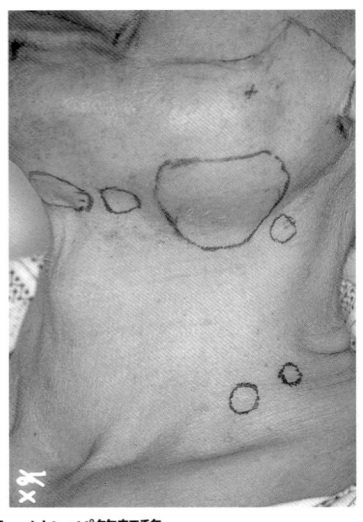

図7-15 リンパ節転移.
口腔癌は頸部のリンパ節に転移しやすい．固定性の大きなリンパ節がみられるのでTNM分類でN3であり，進行癌である．

図7-16 肺転移.
肺転移のため，肺炎を併発し呼吸困難となっている．口腔癌では肺や肝臓，骨などに遠隔転移しやすい．TNM分類でM1であり，進行癌である．

表7-2 口腔癌のTNM分類

T	（原発腫瘍）	
	Tis	上皮内癌
	T1	腫瘍最大径≦2 cm
	T2	2 cm＜腫瘍最大径≦4 cm
	T3	腫瘍最大径＞4 cm
	T4	隣接組織に浸潤
N	（所属リンパ筋転移）	
	N1	同側1個≦3 cm
	N2	3 cm＜同側1個≦6 cm
		同側複数≦6 cm
		両側，反対側≦6 cm
	N3	＞6 cm
M	（遠隔転移）	
	M0	遠隔転移なし
	M1	遠隔転移あり

ためには，CT，MRI，核医学検査などの画像検査や臨床検査が必要となる．

b. 治療

悪性腫瘍が疑われる場合は，まず組織を一部採取して病理組織学的検査を行って確定する必要がある．これを生検という．

治療としては，手術，放射線療法，化学療法（抗癌剤）を単独あるいは併用して行うのが一般的であるが，これに免疫療法，温熱療法などを加える場合もある．頸部リンパ節転移には頸部郭清術を行う．

手術は腫瘍細胞を完全に除去できるが，一方で解剖学的に手術困難な場合があることや機能障害が残ることが欠点である．放射線療法や化学療法は形態や機能を残せるが，不確実な場合も少なくない．最近では，再建術の発達によっ

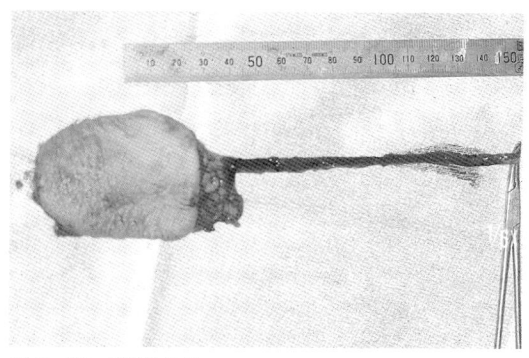

図7-17 前腕皮弁.
軟組織を再建する一つの方法で，前腕内側の皮膚に血管をつけたものを利用する．切り取った部分には，別の部分から植皮する．

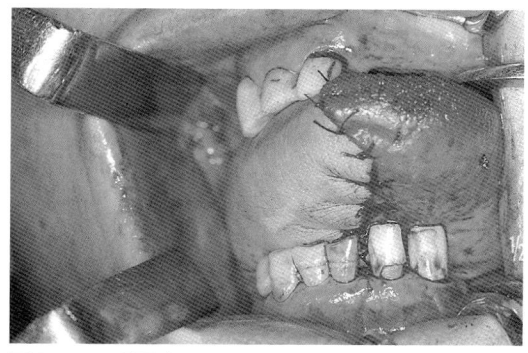

図7-18 舌再建.
舌半側を切除した後，前腕皮弁で再建したところ．血管は顕微鏡的に首の血管につなげる．形態，機能ともに良好となる．

て障害を少なくできるようになってきている（図7-17,18）．部位や進行状況によって最も良い方法を選択する．とくに治療時や治療後の患者さんの状態を十分考慮に入れ，患者さんが充実した人生をおくれるようにQOL（生命，生活の質）を考えて治療にあたることが大切である．そのためには，がんの告知や十分な説明が必要となる．

B．悪性非上皮性腫瘍（肉腫）

口腔領域での発生頻度は少ない（10％以下）．癌腫と異なり潰瘍形成は少なく，境界不明瞭な膨隆としてあらわれることが多い．比較的若年者にも発生し，急激な増殖をきたし全身への転移も多い．

骨肉腫，軟骨肉腫，線維肉腫，筋肉腫（横紋筋肉腫，平滑筋肉腫），悪性線維性組織球腫などがある．

放射線や化学療法は奏効しにくく，広範な外科的切除が主体となる．複数の抗癌剤を併用する場合もある．

a．悪性リンパ腫
1）症状
リンパ球ないし細網内皮系細胞に由来する腫瘍である．全身に発生するが，歯肉，ワルダイエル輪，頸部リンパ節は好発部位である．歯肉の腫脹やリンパ節の腫脹を主訴とするが，他の疾患との鑑別が重要である．画像検査や病理組織学的検査を行う．

2）治療
全身的な腫瘍と考え，手術は選択せず放射線療法や多剤併用化学療法を行う．

b．悪性黒色腫（巻頭カラー写真32）
1）症状
メラニン色素を産生する細胞から発生する．手足など皮膚のほくろが急に増大して気づく場合が多い．口腔では上顎歯肉，口蓋に多い．石炭様，あるいはコールタール様といわれるほど黒い．不用意な刺激を与えると全身に転移しやすい．最も悪性度の高い腫瘍である．

2）治療
健常部分を含めた拡大全摘出手術を行う．

7-6．前癌病変

A．白板症（巻頭カラー写真33）

a．症状
口腔粘膜に生じる，こすってもとれない白斑

を白板症という．歯，補綴物，義歯などの鋭縁やタバコなどの慢性刺激によって，粘膜上皮が異常に角化し白色を呈する．歯肉，舌，頰粘膜などに好発する．多くは反応性の炎症性角化病変であるが，癌の周囲に見られることも多く，時に細胞の異型を伴う場合や悪性化することがあるため前癌病変とされる．前癌病変と考えられる白板症は，境界不明瞭で隆起や潰瘍を伴うものが多い．カンジダ症や扁平苔癬との鑑別が必要である．

b．治療

外科的切除やレーザー焼灼がなされるが，前癌病変を疑う場合は病理組織学的検査を行わなければならない．

B．紅板症(巻頭カラー写真34)

a．症状

粘膜表面に顆粒状あるいはビロード状の紅斑を認める病変である．組織学的に細胞異型を伴うことや上皮内癌のことが多く，癌化する可能性が高い．

b．治療

外科的に切除されるが，必ず病理組織学的検査が必要である．

第8章
全身疾患の口腔病変

8-1. 白血病

白血病は，腫瘍化した白血球（白血病細胞）が造血臓器や全身各所に浸潤，増殖して生命をおびやかす疾患である．いわゆる血液の「がん」である．

原因は不明であるが，ウイルス，放射線，遺伝子の関与が考えられている．臨床経過から急性と慢性に，由来細胞から骨髄性，リンパ性，単球性などに分類される．

A．急性白血病

a．症状

幼若な白血病細胞の増殖が著明であり，赤血球，血小板，白血球など正常な血液細胞の産生は障害される．これにより，貧血，出血傾向，発熱（感染）の三大症候が生じる．成人では急性骨髄性白血病が多く，小児では急性リンパ性白血病が多い．

口腔内病変としては，歯肉腫脹や歯肉出血，口腔粘膜の潰瘍などがあり，歯肉炎や歯周炎と間違えやすい（**巻頭カラー写真35**）．誤って除石や歯肉搔爬，抜歯などを行うと持続性出血と重症感染症を併発し死に至る．そのほか，咽頭病変や鼻出血，骨・関節の痛み，リンパ節腫脹などの症状がよくみられる．

b．検査

急性骨髄性白血病の骨髄中には，幼若な白血病細胞と成熟した白血球のみがみられ，中間の分化した細胞がみられなくなる．これを白血病裂孔という．

血小板減少による出血傾向と貧血がみられる．出血時間や毛細血管抵抗試験で異常を示す（**巻頭カラー写真36**）．

c．治療

専門医において多剤化学療法と骨髄移植を行う．治療を行わないと3〜6か月で死亡する．

B．慢性白血病

慢性骨髄性白血病と慢性リンパ性白血病に分類される．

骨髄性では，貧血，脾腫，微熱，体重減少，出血傾向などがみられる．白血病細胞と正常な白血球の両者がみられる．急性転化すると，急性骨髄性白血病と同様の症状，経過をとる．

慢性リンパ性白血病は高齢者に多く，表在リンパ節腫脹，貧血，血小板減少がみられる．急性転化はみられない．

8-2. ベーチェット病

a．症状

ベーチェット病は，粘膜・皮膚・眼・神経などに症状をあらわす全身性疾患である．ウイルス，自己免疫，アレルギーなどが考えられているが，原因は不明である．再発性アフタ（口腔粘膜），虹彩毛様体炎・網膜ブドウ膜炎（眼），結節性紅斑（皮膚），外陰部潰瘍を主症状とする．このうち，口腔粘膜再発性アフタは必ず現れ，しかも初発症状のことが多いので，発見に重要

である．疑われる場合は皮膚科，眼科などに対診する．

その他，関節症状や消化器症状，血管系症状，精神神経系症状などを伴うことがある．

b．治療

重症例には副腎皮質ホルモンや免疫抑制剤の全身投与が行われる．再発性アフタには局所療法を行う．

8-3．エイズ

ヒト免疫不全ウイルス(HIV)に感染し，全身の免疫機能がほとんど働かなくなったものをエイズ(AIDS；後天性免疫不全症候群)という．

初期は無症状で，長い潜伏期間の後に徐々に免疫機能が低下する．HIVに感染しているが症状のないものを無症候性キャリアという．完全に免疫不全の状態になると種々の感染症を併発し死亡する．

a．感染経路

ウイルスは血液や体液を介して感染する．非加熱血液製剤の使用を受けた血友病患者，麻薬注射の常習者，男性同性愛者に多いとされるが，現在の新たな感染は，通常の異性間性交によるものが多い．不特定多数との無防備な性交は感染の危険性が高い．

ウイルス自体の感染力は強くないので，正しい知識をもてば，日常生活で感染することはほとんどない．患者を差別することは，決して行ってはならない．

b．検査

血液検査でHIV抗体が陽性であれば，感染していると判断される．ウイルス感染から抗体産生まで3～4週間必要とするため，感染直後では検査は陰性となる．HIVウイルスはリンパ球のうちヘルパーTと呼ばれるCD4陽性細胞に感染して細胞を破壊するため，CD4陽性細胞が減少する．CD4細胞は，免疫機能において司令官的な役割を果たしているため，免疫系への影響が著しい．

c．症状

代表的な口腔症状には，口腔カンジダ症，カポジ肉腫，毛様白板症，巨大アフタ型潰瘍などがある．その他，ウイルス感染や腫瘍の発生が起こりやすくなる．

d．治療

現在のところ，決定的な治療法はない．したがって，感染を防止することが重要である．最近では，逆転写酵素阻害剤とプロテアーゼ阻害剤を早期に服用して，発症を遅らせることが可能になってきている．

e．歯科治療における注意点

免疫不全の状態になっている場合は，術後感染などの問題があるので，拠点病院で行うのが望ましい．

無症候性キャリアでは，本人も自覚していない場合があるので，院内感染に注意しなければならない．

常に，ユニバーサルプリコーションを基本として治療にあたるべきである．

[付]ユニバーサルプリコーション

すべての患者さんが，未知のウイルスも含めて，何らかの感染症を持っていると仮定して，滅菌・消毒や防護を行う．

決して難しいことではなく，手洗い，手袋や帽子・マスク・眼鏡の装着，器具の滅菌，汚染物の処理などを適切に行うことである．

Ⅱ. 口腔外科小手術と診療補助

第1章
手術器具と準備

1-1. 滅菌と消毒

　すべての微生物を死滅させることを滅菌といい，病原性のある微生物のみを死滅させることを消毒という．口腔外科手術においては，清潔操作が重要である．不潔な状態で手術を行えば術後感染を起こし悲惨な結果を招いてしまう．消毒では生存してしまう微生物がいることを念頭におき，使用する手術器具は原則的に滅菌したものを使用する．ただし，緊急時などで滅菌ができない場合は，消毒を行うこともある．

　一方，生体である患者さんの手術部位や手術者の手指は，滅菌することができないので消毒を行う．また，診療ユニットや床などの環境，滅菌できない機器，器材なども消毒を行う．

A. 器具器材の滅菌・消毒

　使い捨てのディスポーザブル製品以外は，使用器具，器材を滅菌して再度使用する．使用した器具は血液や組織を洗浄し，一次消毒を行った後に滅菌を行う（**図1-1**）．一次消毒には，ウォッシャーディスインフェクターなどを用いると感染事故を減少できる．

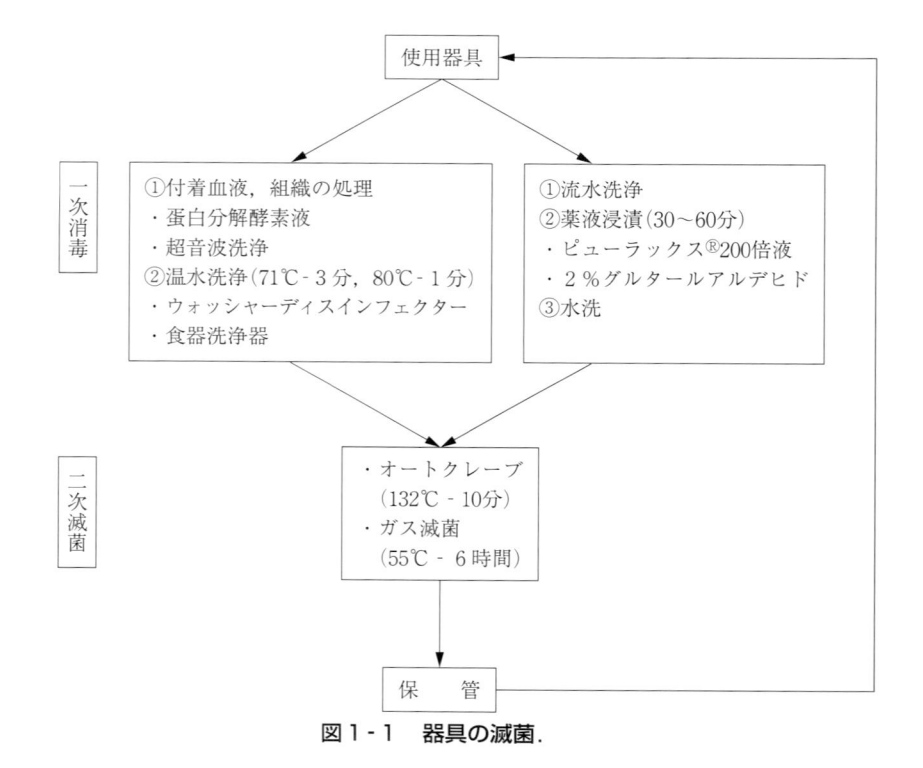

```
                          使用器具
                         ／      ＼
一次消毒  ①付着血液，組織の処理      ①流水洗浄
         ・蛋白分解酵素液            ②薬液浸漬(30～60分)
         ・超音波洗浄               ・ピューラックス®200倍液
         ②温水洗浄(71℃-3分，80℃-1分) ・2％グルタールアルデヒド
         ・ウォッシャーディスインフェクター  ③水洗
         ・食器洗浄器
                         ＼      ／
二次滅菌             ・オートクレーブ
                      (132℃-10分)
                    ・ガス滅菌
                      (55℃-6時間)
                           ↓
                         保　管
```

図1-1　器具の滅菌．

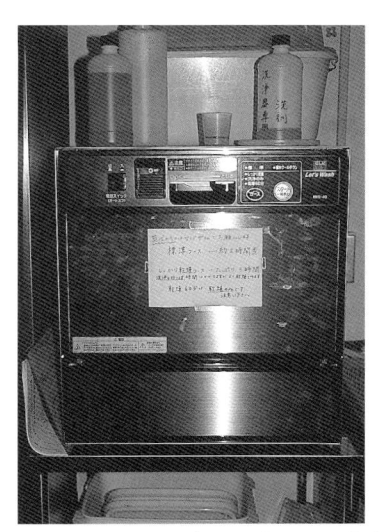

図1-2 ウォッシャーディスインフェクター（外観）.
使用した器具を，最初に洗浄，消毒する際に用いられる．手指で洗浄する場合に起こる刺傷事故を防止できる．

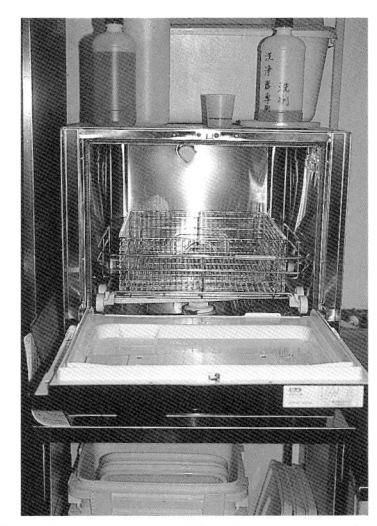

図1-3 ウォッシャーディスインフェクター（内部）.
乾燥血液は，酵素剤や超音波洗浄で処理する．家庭用食器洗浄器の洗浄温度は60℃程度で，一次洗浄の目的であれば十分代用できる．

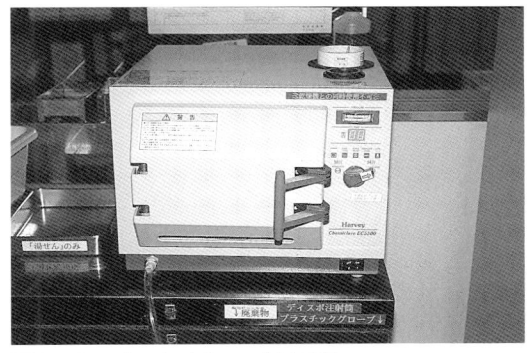

図1-4 オートクレーブ（小型）.
外来診療室で使用される，小型のオートクレーブ．容量は18l程度である．

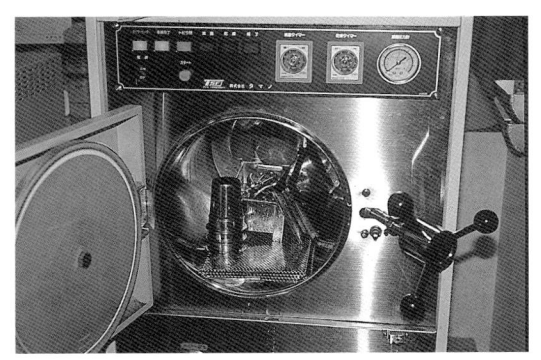

図1-5 オートクレーブ（大型）.
手術室用の大型オートクレーブ．容量82l．蒸気が十分浸透するよう考えて配置する．

代表的な滅菌法には高圧蒸気滅菌法とガス滅菌法がある．消毒には通常，薬液が使用される．

a. ウォッシャーディスインフェクター（図1-2, 3）

使用した器具を再度滅菌して使用する場合の一次消毒として，80〜100℃の熱水で洗浄し，洗浄と消毒とを同時に行うものである．汚染器具を手指で洗浄する際に起こる事故を防止できる．食器洗浄器なども，限界を理解して十分な管理を行えば，一次洗浄に利用できる．

血液を付着したまま，器具を放置して乾燥してしまうと，そのままではウォッシャーディスインフェクターを使用しても，確実な洗浄効果が得られない場合がある．超音波洗浄や酵素剤を併用するとよい．

b. 高圧蒸気滅菌法（図1-4, 5）

気圧が低いと，水は100℃以下の温度で沸騰し，逆に気圧が高いと沸点は上昇する．オート

48　Ⅱ．口腔外科小手術と診療補助

表1-1　高圧蒸気滅菌の条件

温度(℃)	圧力(kg/cm²)	時間(分)
115	0.7	30
121	1.0	20
126	1.4	15
134	2.0	8

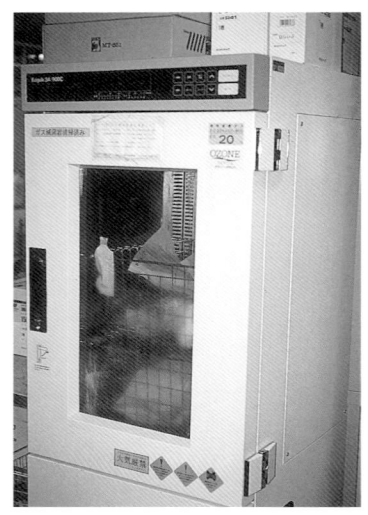

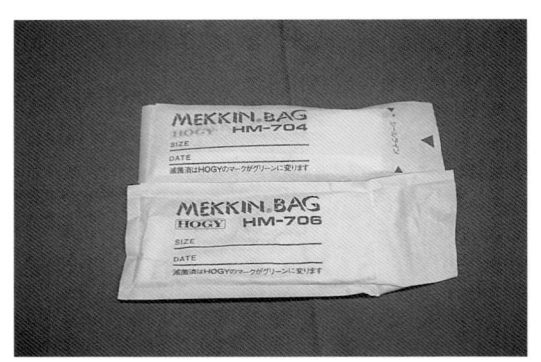

図1-7　ガス滅菌器．
　エチレンオキサイドガス滅菌器．ガスは刺激性が強いので，ガスの排気を十分に行う．多孔性でガスが残留しやすいものは適さない．

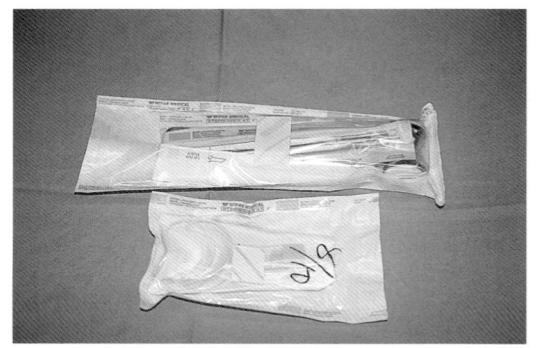

図1-6　滅菌用袋．
　器具を入れシールドして滅菌に使用する専用袋．滅菌終了後は文字の色が変化する（青色→黄色）．

図1-8　インジケーターテープ．
　滅菌前にテープを貼付する．滅菌終了後にテープの斜線部分の色が変化する．正確な滅菌効果の確認には生物学的インジケーターを用いる．

　クレーブ（高圧蒸気滅菌器）を用いて，高圧下で100℃以上の飽和蒸気を一定時間作用させて滅菌する方法を，高圧蒸気滅菌法という．圧力，温度によって滅菌に必要な作用時間が異なるので，設定条件を守らなければならない（**表1-1**）．

　1）滅菌する対象物を洗浄し，付着している汚物を除去した後，リネン，カスト，滅菌パックなどに入れ滅菌器内に配置する．

　2）蒸気が十分浸透するようにするため，あまりつめすぎないように注意する．

　3）滅菌器内に十分な量の水が入っていることを確認し，扉を確実に閉じた後に作動させる．滅菌終了後，滅菌器内の水蒸気を徐々に排出させ，圧が下がってから扉を開ける．

　4）対象物を取り出した後に，自然冷却，乾燥させる．

　5）滅菌器内の水は注ぎ足すだけでなく，常時交換しないと対象物への汚染の原因や，さびによる器械の故障にもつながるので注意する．

　6）滅菌状況や効果は，専用袋や種々のインジケーターを用いてチェックする（**図1-6**）．

　対象器材：ガラス製品，金属製器具，ゴム製品，紙，繊維製品，薬液，培地など．最近では，ほとんどのハンドピースが高圧蒸気滅菌対応型である．

　注意：熱に弱いプラスチック製品や刃物，精密機械などには用いられない．

c. ガス滅菌法（図1-7）

エチレンオキサイドガス（EOG）あるいはホルムアルデヒドガスが使用されるが，環境汚染の問題から，ホルムアルデヒドガスはほとんど用いられない．滅菌器はスイッチを入れると同時に器械が作動し，自動的に全行程を完了する．滅菌効果はガス濃度，作用時間，温度，湿度などにより左右される（**表1-2**）．温度40～60℃，湿度25～60%，ガス濃度400～1000ml，滅菌時間2～8時間の範囲で設定される．室温（27℃）では16～24時間以上必要とする．滅菌終了後は，残留ガスを排気するエアレーションのための時間を必要とする．

ガス滅菌は，高圧蒸気滅菌に比べて低い温度で滅菌できるため，高温で変性してしまう器材の滅菌に使用される．滅菌確認のインジケーターには，温度や化学変化によって発色するテープや袋がよく用いられる（**図1-8**）．さらに，生物学的インジケーターを用いて，定期的に実際の滅菌効果を確認しておくことも必要である．

1）ガス滅菌に使用するガスは毒性があるので，エアレーションを完全に行う．

2）綿花やガーゼなどの繊維製品は，ガスが残留するため一般的には行わない．

表1-2 ガス滅菌の条件

滅菌温度	滅菌時間	エアレーション時間
55℃	4時間	12時間
40℃	8時間	12時間
室温	24時間	12時間

3）ガスボンベに記入されているガスの有効期限，取り扱いに注意する．

4）エチレンオキサイドには引火性があるので注意する．

対象器材：ガラス製品，金属製器具，ゴム製品，プラスチック製品，精密機械など．

d. 過酸化水素低温プラズマ滅菌法

過酸化水素に，真空状態で高周波エネルギーを与えるとプラズマ状態となる．そのときに生じるフリーラジカルなどの作用によって，微生物を死滅させる．低温（45℃），低湿度（RH10%）で滅菌でき，滅菌時間も75分と短い．まだ一般的ではないが，今後期待される滅菌法である．

e. 薬液消毒

消毒に用いられる薬剤として，種々のものがある．これらの薬剤は，その種類や濃度によって消毒効果や刺激性が異なり，対象となる微生物や対象物も異なる（**表1-3**）．また，薬液消

表1-3 消毒薬の種類と効果

	消毒薬	殺菌力					不活性化		金属腐食性
		一般細菌	真菌	結核菌	芽胞	ウイルス	蛋白質	石けん	
高度	グルタールアルデヒド	○	○	○	○	○	±	−	±
中等度	次亜塩素酸ナトリウム	○	○	△	△	○	++	−	++
	消毒用エタノール	○	○	○	×	△	++	−	○
	ポビドンヨード	○	○	○	△	△	+	−	+
	クレゾール石けん	○	△	○	×	×	±	−	+
低度	クロルヘキシジン	○	△	×	×	×	+	+	−
	塩化ベンザルコニウム	○	△	×	×	×	++	++	−

○：有効　△：一部有効　×：無効

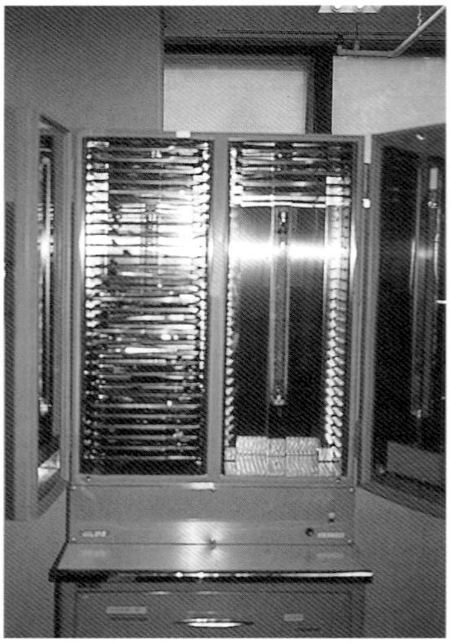

50　Ⅱ．口腔外科小手術と診療補助

図1-9　紫外線滅菌保存棚（開扉）.
　滅菌済みの器具や，基本セットなどを保存する．扉を開けた状態では，殺菌灯は点灯しない．

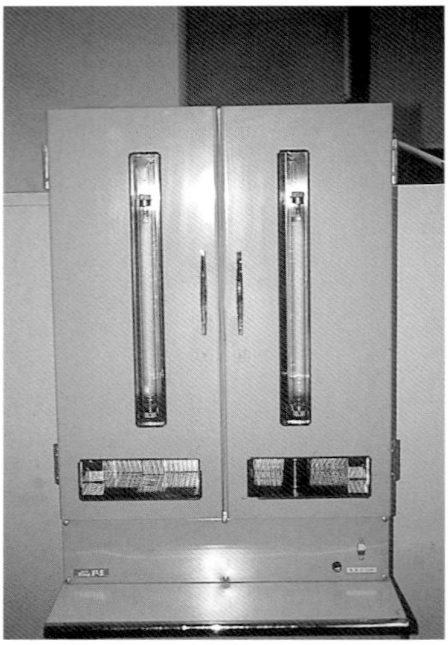

図1-10　紫外線滅菌保存棚（点灯）.
　扉を閉じると殺菌灯が点灯する．

毒の効果は，種々の要因によって影響されやすいので注意する必要がある．影響を及ぼす因子としては，消毒薬の濃度，作用時間，温度，有機物（血液，組織など）の存在，細菌の種類と性状，pH（水素イオン濃度）などがある．

　使用後の器具器材は丹念に洗浄し，消毒効果が十分に発揮される条件下で消毒する．

f．紫外線殺菌灯（図1-9, 10）

　紫外線殺菌灯を用いて，器械，器具に紫外線を直接照射する．殺菌灯は，太陽光線の50倍以上の有効紫外線量を出すとされている．紫外線照射の性質上，無菌状態で取り扱うことが困難なため，一度滅菌した器械，器具の保管庫として用いられる．

　1）照射された範囲でしか効果がないので，できる限り陰をつくらないように，装置内に配置する．

　2）紫外線を直視しないように注意する．

　3）紫外線ランプは常に清掃された状態にし，適正な状態で紫外線が発生されるように努める．

　対象器材：ガラス器具，金属製器具，ゴム製品，プラスチック製品，繊維製品など．

B．手指消毒

　医療従事者は，常に清潔を心がけなければならない．一般的な社会的手洗いのほかに，診療の前後には衛生学的手洗いを行う．さらに，手術を行う術者や直接補助を行う介助者は，手術に先立って十分な手指消毒を行う必要があり，手術前手洗いと呼ばれる．

　一般に，手術前手洗いに先立って，必要に応じて手術着に着替え，髪の毛はまとめ，爪は短く切りそろえておかなければならない．帽子，マスク，眼鏡なども前もって装着しておくが，これらを装着する前には衛生学的手洗いを行う．

a．社会的手洗い

　病院外の一般社会における手洗いで，食事の前，トイレの後など，石けんと流水とによる10秒以内の手洗いをいう．

b．衛生学的手洗い（図1-11）

　皮膚表面に付着した通過菌を除去することを目的とした手洗いである．最低でも10秒以上，

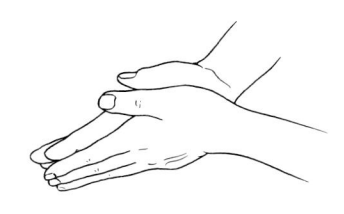

①手のひらと手のひらをこする． 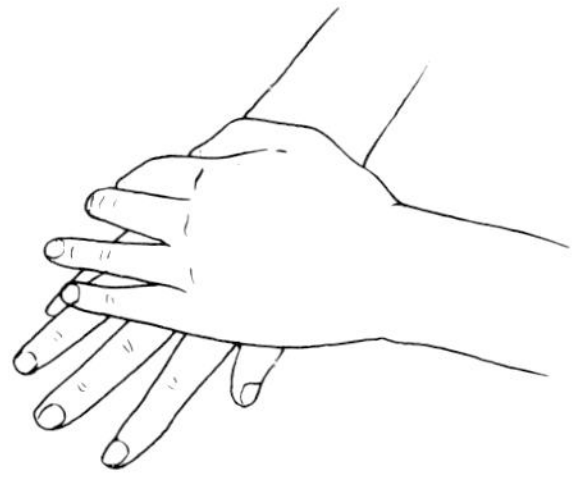　②手のひらと手の甲を合わせてこする．反対側も同様に行う． 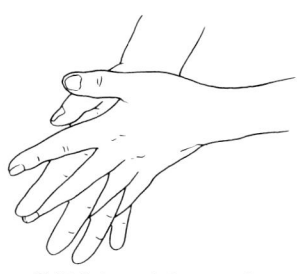　③指を組み合わせ，手のひらと手のひらをこする．

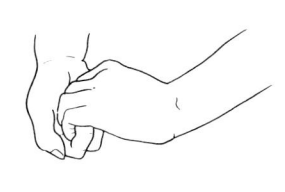

④反対の手のひらで爪までこする． 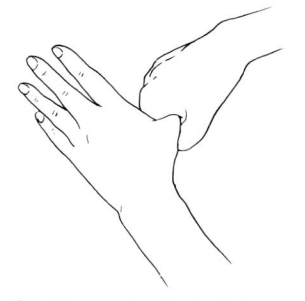　⑤親指の間を反対の手のひらで包むようにしてこする． 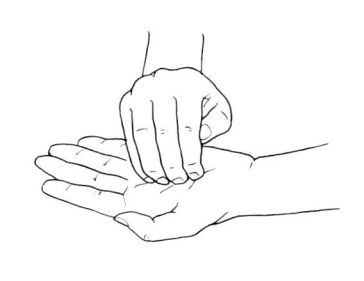　⑥指先を手のひらの中央で円を描くようにこする．

図1-11　衛生学的手洗い法．

濃厚な表面汚染を洗い落とすには30秒は必要である．流水と石けんによる手洗いを基本とするが，必要に応じて手洗い用消毒薬の使用や，速乾性擦式消毒薬を用いる．処置前，手袋装着前はもちろんのこと，手袋をはずした後の手洗いも重要である．

また，とくに冬期は頻回の手洗いによって手荒れを生じ，その傷に細菌が繁殖しやすい．したがって，ハンドクリームや皮膚保護剤入りのエタノールローションなどを用いて手荒れ防止に努めることも必要である．

c．手術前手洗い

古典的な方法としてフュールブリンゲル法があるが，現在では，クロルヘキシジンやヨード系手洗い用消毒薬を用いる方法が行われている．ブラシを使用するスクラブ法と，もみ洗い法がある．ブラシを使用する場合は，ブラッシングに先立つ素洗いで，表面的な汚染を十分洗い流してから行うことが重要である．また，硬いブラシで強くブラッシングして細かな傷をつくると，逆に細菌の繁殖を促してしまうので注意する．一方，もみ洗い法は，傷をつくることなく効果も十分得られるとされており，推奨される方法であるが，爪や指先にはブラシを用いる必要がある．

1）スクラブ法（図1-12〜15）

①石けんと流水で素洗いを行う．手洗い用消毒薬として，ヒビスクラブ®などの界面活性剤

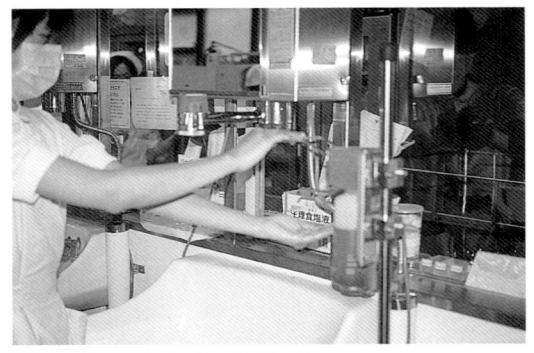

図1-12 スクラブ法(素洗い).
皮膚の脂を落とすには,通常の陽性石けんが有効である.ただし,陽性石けんが残っていると界面活性剤の消毒効果は減弱する.

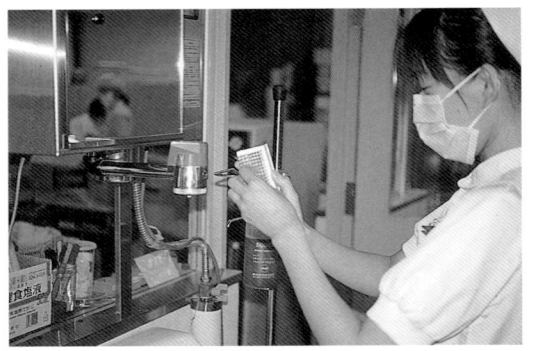

図1-13 スクラブ法(ブラッシング).
滅菌ブラシと手洗い消毒薬を用いて,爪の間から肘上2横指までブラッシングする.3分間ずつ2回反復する.

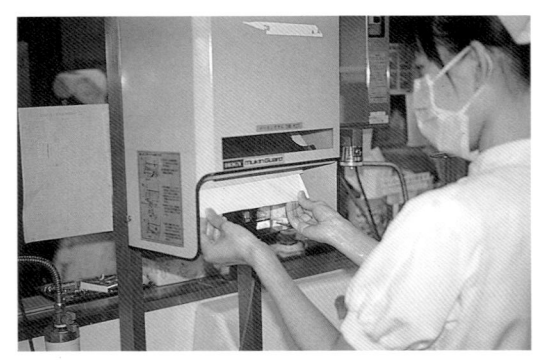

図1-14 スクラブ法(滅菌タオル).
滅菌タオルをとり,指先から肘方向へ清拭する.

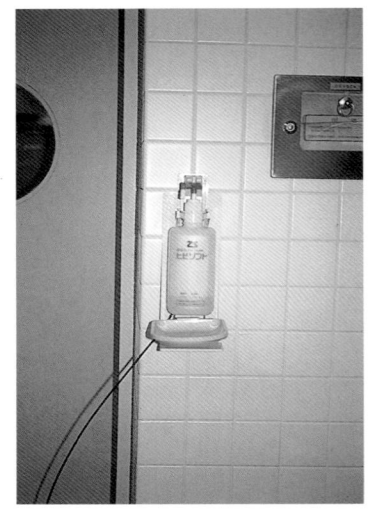

図1-15 ラビング消毒薬.
アルコール配合のラビング消毒薬を併用すると効果が高い.適量噴霧し,両手を擦り合せて乾燥させる.

を使用する場合は,通常の石けんが残っていると効果がなくなるので十分に洗い流す.

②滅菌ブラシを片手で持ち,ヒビスクラブ®(イソジンスクラブ®)を適量取り,爪先から指,手首,前腕2/3,肘上2横指まで交互に3分間ブラッシングする.

③ブラシを捨てて,滅菌蒸留水で十分洗い流す.指先は常に上に向け,洗い流した水が手掌や指先に戻らないようにする.

④新たな滅菌ブラシをとって,同様に肘上まで3分間ブラッシングした後,滅菌蒸留水で十分洗い流す.

⑤滅菌タオルで片手ずつ手先から肘方向へ,逆戻りしないように拭く.

⑥アルコール,ラビング消毒薬を噴霧塗布し乾燥する.

2)もみ洗い法

①滅菌蒸留水で腕全体をぬらす.ヒビスクラブ®(イソジンスクラブ®)を適量取り,手のひらを10秒間こすりあわせて洗う.親指のつけねも十分に洗う.左右の手の甲を10秒間洗う.

②指を1本1本10秒間ずつ念入りに洗う.指

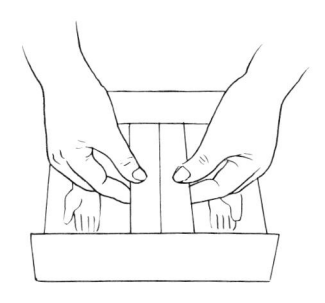

①グローブに直接手を触れないようにして，折り返し部分を持って開く．

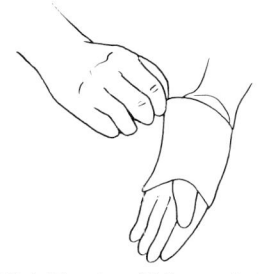

②内側になる部分のみを手で持って，一方の手にグローブを装着する．

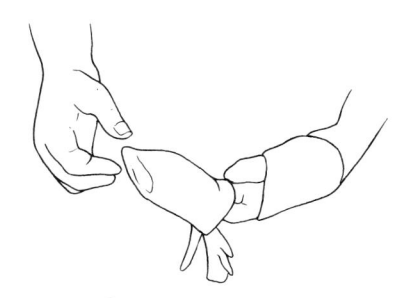

③装着したグローブの折り返しはそのままで，もう一方のグローブの折り返し部分に指を入れる．

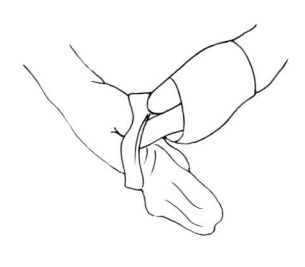

④グローブの外側面に直接手が触れないように注意しながら，グローブを装着する．

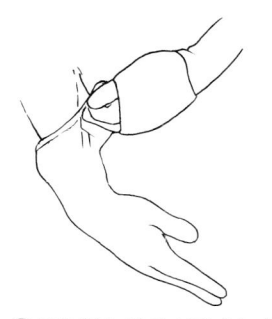

⑤折り返し部分が完全に伸びきるまでひっぱり上げる．

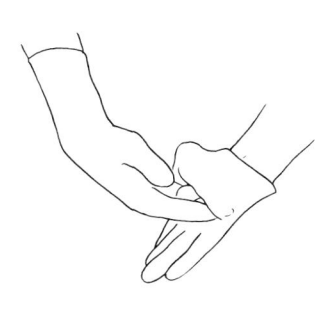

⑥最初に装着したグローブの折り返し部分をひっぱり上げる．

図1-16　グローブ装着法(ノータッチテクニック)．

全体を8面体に見立てて洗うと効率があがる．

③指を交互に合わせて指の間を10秒間こすりあわせて洗う．ねじり洗いを行う．

④手首から前腕2/3までを10秒間洗い，前腕2/3から肘上2横指までを10秒間洗う．反対側も同様に洗う．

⑤滅菌蒸留水でヒビスクラブ®(イソジンスクラブ®)を洗い流す．

⑥滅菌ブラシにヒビスクラブ®(イソジンスクラブ®)を取り，爪と指先のみを左右15秒間ずつブラッシングする．

⑦ふたたびヒビスクラブ®(イソジンスクラブ®)を洗い流し滅菌タオルで十分にふき取る．

⑧アルコール，ラビング消毒薬を噴霧塗布し乾燥する．

d．グローブ，ガウンの着脱(図1-16)

ガウンを使用する場合は，まずガウンを装着し次いでグローブを装着する．滅菌グローブのみを使用する場合は，手洗いの後にグローブを装着する．いずれも滅菌済みのものを使用し，手指や体に接する内面のみを手で触れるようにし，ガウンやグローブの表面は手洗いした手でも触れないように注意する(ノータッチテクニック)．誤って清潔でない部分に接触したり，手

術中にグローブに穴があいた場合は，直ちに新しいものに取り替える．

手術終了後も同様に，血液などの付着するガウンやグローブの表面を素手で触れないように注意しながら外し，所定のランドリーバッグやごみ箱に収容する．

十分に手洗いを行っても，グローブを装着して手術を行っている間に，グローブ内では細菌が繁殖してしまう．したがって，グローブを外した後は，衛生学的手洗いを行うように習慣づける．

C．手術野の消毒

a．皮膚の消毒

基本的な皮膚消毒の方法としてグロッシッヒ法がある．現在は，10％ヨードチンキの代わりにイソジンフィールド®などのヨード系消毒薬を用いることが多い．ヨード過敏症がある場合は，イソプロピルアルコールやヒビテンアルコールなどを用いる．

手術部の剃毛に関しては，顔面領域では必要ないとする意見もある．

1）手術部を剃毛し，1％ヨードベンジン，ベンジンまたはエーテルで脱脂，清拭する．
2）ヨード系消毒薬を用いて，手術野の中心部から円を描くように外側に向かって皮膚面を消毒する．
3）乾燥を待って，再度同様にヨード系消毒薬で消毒する．
4）乾燥後，70％エタノールあるいはハイポアルコールで脱色し，滅菌した布で手術野以外の部分を被覆する．
5）これらの操作は，ガウンやグローブを装着した状態で行う．未滅菌の部分に触れないように注意しながら行う．

b．口腔内の消毒

口腔内では，齲窩や歯周ポケット，唾液中の細菌を完全に消毒して無菌的にすることが困難であるため，消毒をあきらめてしまいがちである．しかし，手術前にできるだけ洗浄，消毒により常在菌を少なくしておくことは，術後の感染防止に重要である．

あらかじめ全顎のスケーリングやプラーク除去を行い，術前はブラッシング，含嗽により口腔を清潔に保つ．歯間部や歯肉溝などはスプレーやシリンジを用いて洗浄する．

次いで，消毒薬を綿球に浸して口腔粘膜の消毒を行う．口腔粘膜の消毒には，0.01〜0.025％塩化ベンザルコニウム液，0.01〜0.025％塩化ベンゼトニウム液，10％ポピドンヨードなどが用いられる．

1-2．小手術用器具の種類，用途と取り扱い

a．基本的手術器具

1）メス（図1-17）

皮膚や粘膜の切開に用いられる．ディスポーザブルメスと替刃式メスがある．メスの刃先の大きさや形態によって番号がついており，＃15（歯肉骨膜切開用），＃11（粘膜，歯周靱帯切開用）がよく使用される．

2）はさみ，剪刀（図1-18）

組織の切離や剝離，縫合糸を切る場合などに使用する．歯肉剪刀，スティーブン剪刀，クーパー彎剪刀などがある．

3）ピンセット，鑷子（図1-19）

組織を把持したり，ガーゼ，糸，異物，その他種々のものをつかんだりする場合に使用する．先端に爪状の鉤のある有鉤ピンセット，鉤のない無鉤ピンセット，歯科用ピンセット，膝状ピンセットなどがある．また，先端が鋭匙状をした鋭匙ピンセットは，強く付着した病的肉芽組織をつかんで除去する場合に有効である．

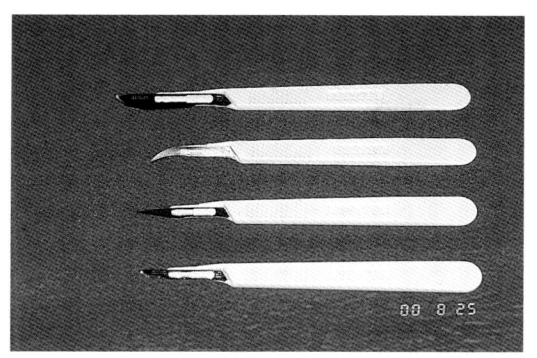

図1-17 ディスポーザブルメス.
上から順に＃10, ＃12, ＃11, ＃15.

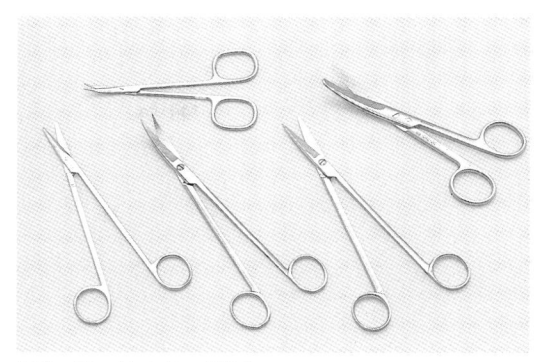

図1-18 はさみ,剪刀.
上段；スティーブン剪刀(小). 下段；左からスティーブン剪刀,歯肉剪刀(曲),歯肉剪刀(直),クーパー彎剪刀.

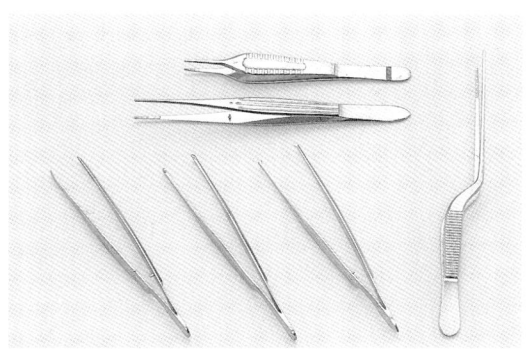

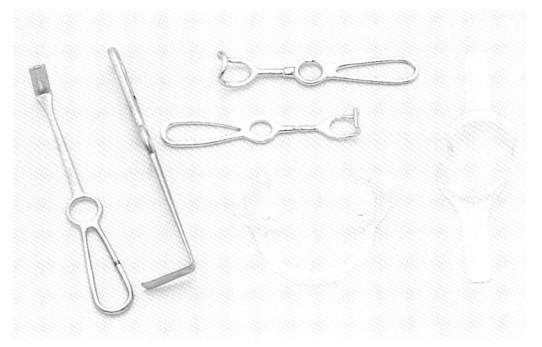

図1-19 ピンセット(鑷子).
上段；上はアドソン型,下はマッカンドー型.
下段；左から無鉤ピンセット,有鉤ピンセット,鋭匙ピンセット,膝状ピンセット(ルーツェ).

図1-20 鉤.
左；扁平鉤(2本),中央上段；口角鉤(2本).
中央下段；アングルワイダー.右；プラスチック口角鉤(2本).

4) 鉤(図1-20)

口唇や歯肉弁などに先端をかけて開き,手術野を見やすくし,操作を容易にする場合に使用される.口唇や口角を牽引する場合は口角鉤が,剥離した歯肉弁の牽引には扁平鉤が用いられる.

不用意に強い力で鉤を引き続けると,口角が切れたり,組織の外傷や浮腫を起こす.鉤の先端に力を入れて,押さえるような気持ちで保持するとよい.

5) 鉗子(図1-21〜23)

止血および組織の把持や剥離に使用されるものに止血鉗子がある.ペアン止血鉗子とモスキート止血鉗子があり,モスキート止血鉗子のほうが小さい.

手術創の周囲を覆う布を固定する場合は,布鉗子が用いられる.

消毒した手術器械や手術材料などをつかむ鉗子として,麦粒鉗子や器械把持鉗子がある.

6) 鋭匙(図1-25)

病的組織または異物を除去する場合に使用される.先端の形や大きさなど種々のものがある.また,両頭鋭匙,片頭鋭匙などがあるが,口腔外科では一般的に両頭鋭匙が用いられることが多い.

7) 粘膜剥離子(図1-26)

粘膜や軟組織に発生した嚢胞や良性腫瘍を剥

56 Ⅱ. 口腔外科小手術と診療補助

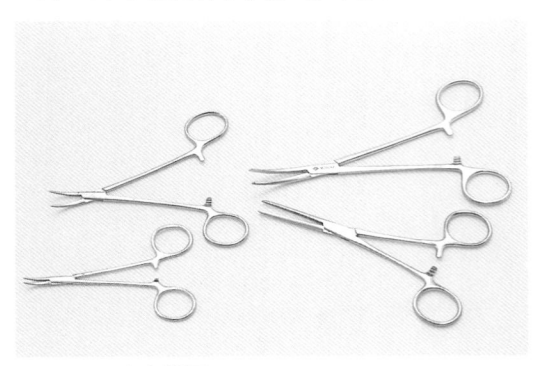

図1-21 止血鉗子.
　左上段；モスキート止血鉗子，左下段；モスキート止血鉗子(小)．右上段；ペアン止血鉗子(曲)，右下段；ペアン止血鉗子(直)．

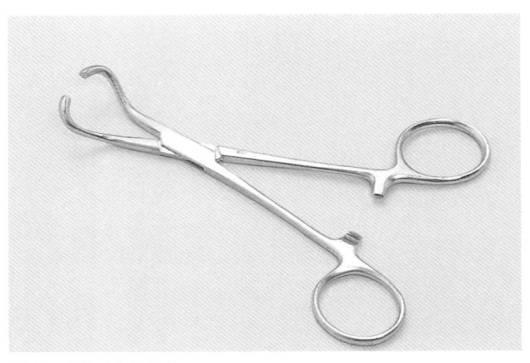

図1-22 布鉗子.
　術野を消毒した後，滅菌済み四角布などで周囲を被覆し，布鉗子で固定する．

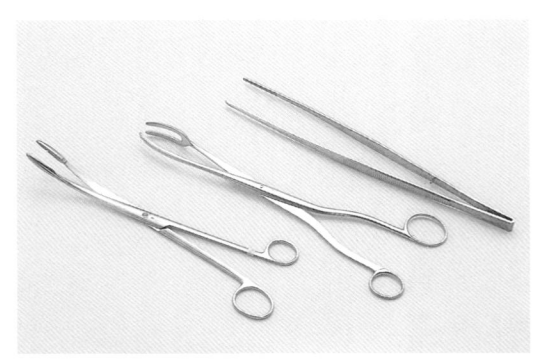

図1-23 把持用器具.
　左から麦粒鉗子，把持鉗子，ピンセット(大)．器具を把持して移動する場合に使用する．

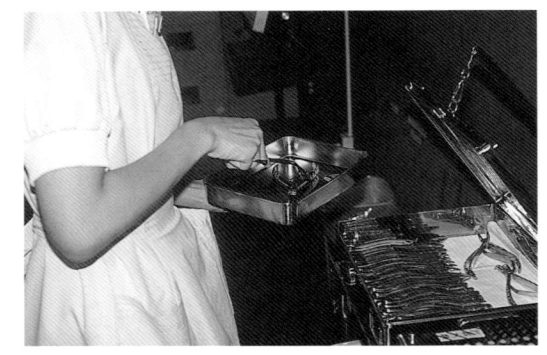

図1-24 器具の準備.
　麦粒鉗子で滅菌した器具を把持し，滅菌バットに入れる．使用中の把持器具は，先端のみが清潔と考える．

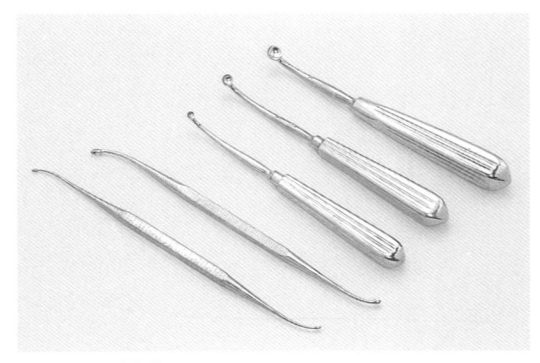

図1-25 鋭匙.
　左から両頭鋭匙(小)，両頭鋭匙，骨鋭匙(小)，骨鋭匙(中)，骨鋭匙(大)．

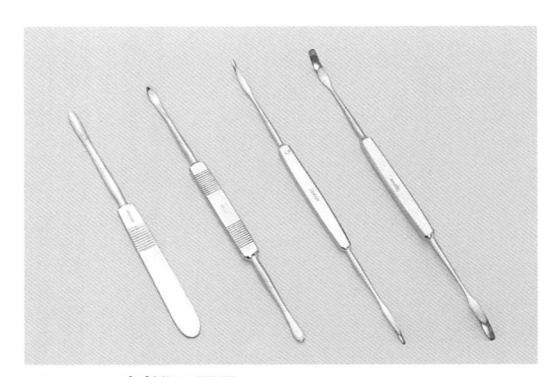

図1-26 剝離用器具.
　左から骨膜起子(片頭)，骨膜起子(両頭)，粘膜剝離子(小)，粘膜剝離子(大)．

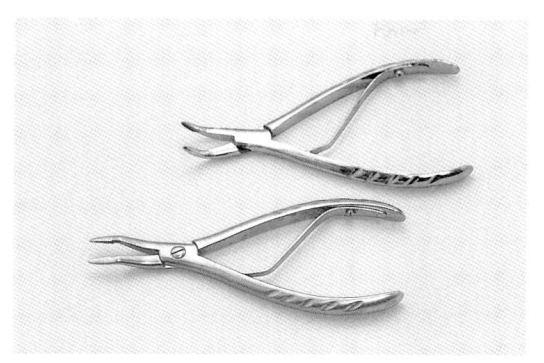

図1-27 骨鉗子.
　上段；下顎用骨鉗子（モノアングル）．
　下段；上顎用骨鉗子（バイアングル）．

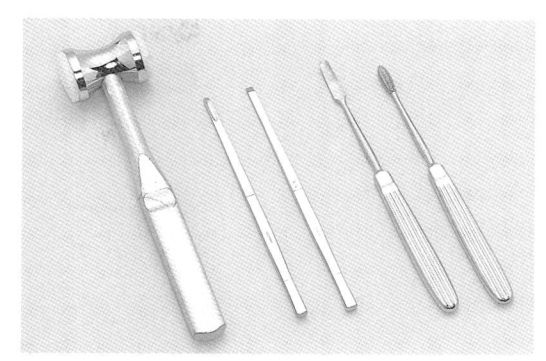

図1-28 骨削除用器具.
　左からマレット，骨のみ（彎），骨のみ（平），骨やすり（板状），骨やすり（蕾状）．

離する場合に用いられる．先端は扁平で，細く丸くなっており，種々の程度に屈曲している．

b．骨手術器具

1）骨膜起子（図1-26）

粘膜骨膜弁を骨から剝離する場合に使用する．先端は鈍で屈曲しており，粘膜剝離子よりも強靱なため，手術中に軟組織を押さえて保護する場合や手術野の明示，膿瘍腔の開放など広い範囲で応用される．

2）骨膜剝離子

先端に刃がついており，骨膜を剝離する場合に用いられるが，とくに筋肉や靱帯が付着している部位に有効である．骨の表層を削りとることも可能である．

3）骨鉗子（図1-27）

骨を把持して破壊，削除する場合に用いられる．歯槽骨整形術や，骨瘤および骨鋭縁の除去に有効であり，上顎用と下顎用がある．大型のものはリューエル円さく鉗子と呼ばれる．

4）骨やすり（図1-28）

骨の切削断端や鋭縁を平滑にする場合に用いられる．先端が板状，彎状，蕾状などの形態をしているものがある．

5）骨のみ（図1-28）

骨を削除する場合に使用される．先端が扁平なものと彎曲しているものとがある．骨瘤除去や埋伏歯抜歯などの際に用いられる．骨のみは，適正に使用すれば素早く，かつきれいに骨を削除でき，削片も一塊として除去できる．一方，誤った使用は，滑脱や骨折などの偶発事故を招く場合もある．

6）マレット（図1-28）

骨のみを槌打する場合に用いる．通常，骨のみの長軸にマレットを垂直にあて，二連打する．急に強い力を加えたり誤った方向へ槌打すると，顎関節への負担過重や滑脱などの事故を招きやすい．下顎骨を槌打する場合は，反対側の手で下顎骨を固定しながら行うようにする．

1-3．縫合用器材の種類，用途と取り扱い

1）持針器（図1-29）

持針器は，縫合針を把持して組織を縫合するときに使用する．マチウ型とヘガール型がある．先端に針を挟み把柄部を握ると，カチカチと音がして基底部のフックによってそのまま固定される．さらに握るとフックがはずれる．縫合針は，針先を把持すると先が曲がってしまうため，基底側1/4～1/5の部分を把持する．持針器を右手で持ち，針先が左を向いている場合を順

58　Ⅱ．口腔外科小手術と診療補助

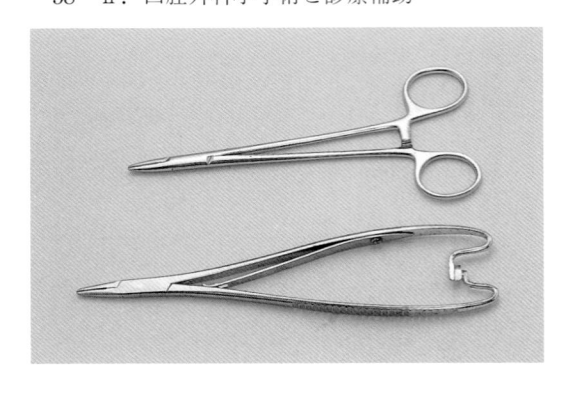

図1-29　持針器．
　上段；ヘガール型持針器．下段；マチウ型持針器．

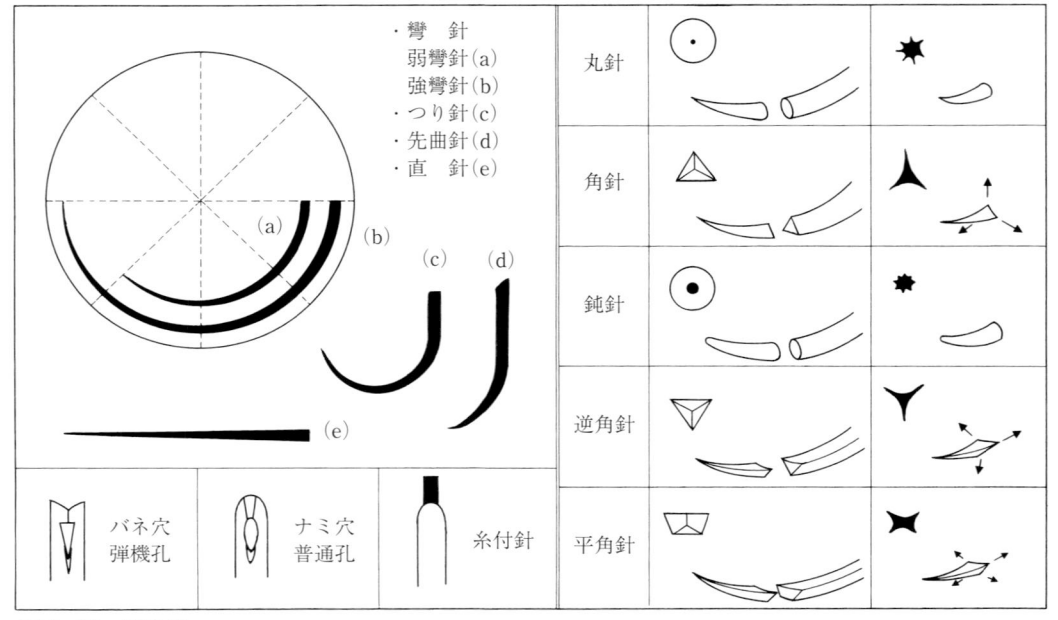

図1-30　縫合針．
　歯間乳頭部歯肉の縫合には直針，それ以外の粘膜縫合は丸彎針，皮膚縫合には角彎針を使用する．

針，針先が右を向いている場合を逆針という．

2）縫合針（図1-30）

　縫合針には，彎曲した彎針と直線的な直針がある．彎針は一般的な縫合に，直針は剝離した歯肉弁を歯間乳頭部で縫合する場合に使用される．また，針の断面の形態によって丸針と角針に分けられる．角針は皮膚や靭帯など比較的硬い組織の縫合に適しており，口腔領域では，一般に丸針が用いられる．口腔粘膜に角針を使用すると，組織が裂けやすい．また，針と糸が一体になっているものは，組織の損傷が少ないため，弱く裂けやすい部位や数多く縫合する場合に適している．

　縫合糸をつける針孔には普通孔と弾機孔とがあり，通常はバネ状弾機孔のものが使用される．

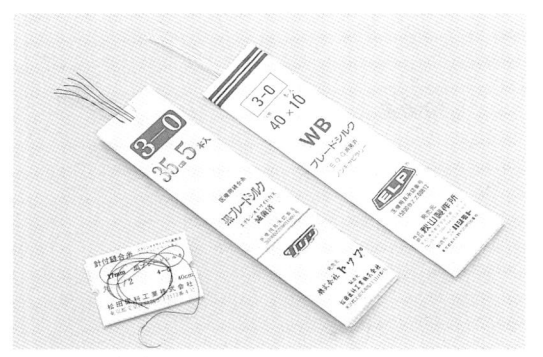

図1-31 絹糸.
左から4-0針付黒色絹糸，3-0黒色絹糸，3-0白色絹糸．口腔粘膜の縫合では，最もよく用いられる．

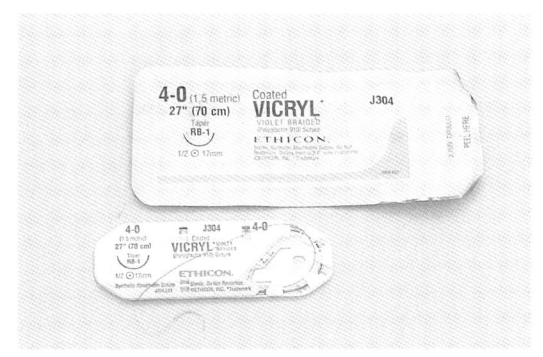

図1-32 吸収性縫合糸.
4-0バイクリル®．ポリグリコール酸で出来ており，1～3か月で吸収される．

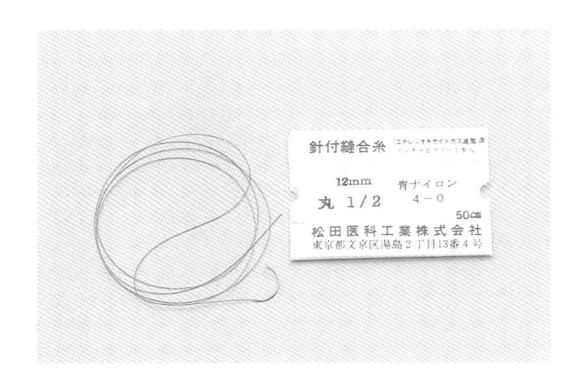

図1-33 ナイロン糸.
4-0針付ナイロン糸．主に皮膚縫合に用いられる．

3）縫合糸（図1-31～33）

縫合糸は，非吸収性のものと吸収性のものとに大別される（表1-4）．糸の太さには番号がついており，数字が大きくなるほど細くなる．口腔粘膜の縫合には，一般に3-0～5-0絹糸が用いられる．

吸収性糸は，筋肉や皮下組織など組織内を縫合する場合に用いる．抜糸が極めて困難な部位や乳幼児や障害者などで抜糸できない場合には，粘膜縫合でも吸収性糸を用いることがある．通常，ナイロンやテトロンなどの合成糸は皮膚縫合に用いるが，粘膜移植やインプラント手術などでは細い合成糸を粘膜縫合に使用する場合もある．

1-4．院内感染対策

病院や診療所において，医療行為を通して患者さんから医療従事者，医療従事者から患者さん，あるいは患者さんから患者さんへと病原微生物の感染が起こってしまうことを院内感染という．ウイルス性肝炎やAIDS，MRSA感染，結核，梅毒などがある．血液や唾液，膿などの体液や汚染物を介する場合が多い．滅菌不十分な器具を介してウイルスや細菌が感染する場合もある．

患者さんを感染させてしまうようなことは絶対にあってはならないが，同時にわれわれ医療従事者も自分の身を感染から守らなければならない．

歯科，口腔外科の手術においては，高速切削

表1-4 縫合糸の種類

【吸収性縫合糸】

		成分	組織反応	吸収
合成糸	デキソン®	polyglycolic acid	少ない	1か月で抗張力消失 2か月で加水分解吸収
	バイクリル®	butyric acid glycochorid acid	少ない	30〜40日で吸収
	SCS	polyvinyl alcohol	少ない	6〜8か月で分解吸収

【非吸収性縫合糸】

		成分	組織反応	
絹糸	硬質		強い	抗張力が大きい 結びやすい，ほどけ難い multifilament
	軟質	膠質蛋白除去	比較的少ない	
合成糸	ナイロン ダクロン テトロン テリン	polyamid polyethlene- terphthalate	極めて少ない	抗張力が大きい 結びにくい，ほどけやすい monofilament （multifilament もある）
鋼線		ステンレス鋼	極めて少ない	抗張力が極めて大きい 結びにくい 骨縫合，歯結紮，筋，腱
その他		馬毛，人毛，銀線，チタン線		

器具使用に伴う血液，唾液の飛散や，鋭利で細かな器具による刺傷事故など，感染事故の危険性が高いので細心の注意が必要である．

A．ユニバーサルプリコーション

院内感染を考えるとき，すでに検査結果が出ている場合は対策を立てやすい．しかし，一般的には，歯科外来を訪れる患者さんのすべてが感染症の検査を受けているとは限らない．また，肝炎ウイルスやHIVウイルス以外にも，血液や唾液によって感染する新種のウイルスが，今後発見される可能性もある．

そこで，すべてのヒトの血液や唾液などの体液を，体液によって感染する病原体に汚染されていると想定して，最初から感染防止対策を行いながら検査，治療を行うことをユニバーサルプリコーションという．

すべてに使い捨てのディスポーザブル製品を使用できれば理想的であるが，コストが高く無駄が多くなってしまう．そこで，実際には，汚染の範囲を最小限にするように努める，感染源となる血液や唾液，膿などの体液や汚染物質を直接素手で触らない，帽子，マスク，眼鏡，グローブなどの防護を十分行うなど，感染の機会と経路を要所要所で遮断するように注意することが対策となる．

必要以上に過敏に反応せず，日頃の意識の積み重ねが重要である．とくに，血液や汚染物の処理，器具の一次消毒，環境の消毒，清潔域と不潔域の区別，グローブや防護用品の装着など

B. 感染症患者に使用した器具，器材の取り扱い

a．B型肝炎ウイルス（HBV）

1）血液や唾液中にウイルスが存在するので，ディスポーザブル製品の使用が望ましい．

2）ディスポーザブル製品以外を使用した場合は，使用器具を十分洗浄し一次消毒を行う．できれば，ウォッシャーディスインフェクターなどを利用するのが望ましい．手指で行う場合は，厚手ゴム手袋を着用し，流水下に血液や汚物を洗い流す．器具刺し事故が起こりやすいので十分に注意する．

3）二次滅菌は通常の高圧蒸気滅菌もしくはガス滅菌を行う．

4）滅菌不可能な器具，器材は次亜塩素酸ナトリウムやグルタールアルデヒドで薬液消毒を行う．

次亜塩素酸ナトリウム：0.1%溶液に約1時間浸漬する．ただし，金属は腐食するので適さない．

グルタールアルデヒド：血液などの付着がみられない場合は，2%溶液に約30分，血液付着がある場合は約1時間浸漬する．本剤は劇薬であり，そのガスは目や気道粘膜を刺激する．したがって，蓋が閉まる容器に入れ，直接皮膚に触れないようにゴム手袋を着用し，同時に飛沫が目に入らないように注意する．

5）HBVは最も感染力が強いウイルスであるので，HBV対策を基本に行えば，ほとんどのウイルス感染に対応できる．

b．AIDSのウイルス（ヒト免疫不全ウイルス；HIV）

1）原則としてディスポーザブル製品を用いる．

2）血液を介して感染するので，血液には素手で直接触れないよう注意する．

3）器具，器材の洗浄，滅菌はHBV対策に準じる．

4）薬液消毒を行う場合は，0.5%次亜塩素酸ナトリウム，あるいは2%グルタールアルデヒドで10〜30分行う．HIVでは消毒用アルコール浸漬も有効である．

第2章
抜歯術

　歯を歯槽窩より脱臼させ，口腔外に取り出すことを抜歯という．齲蝕や歯周炎により保存不可能となった歯，炎症や囊胞の原因となっている歯，歯列矯正のための必要抜歯，埋伏歯や転位歯などで隣在歯や隣接組織に障害を及ぼしている歯などが抜歯の適応となる．

　難易度によって，普通抜歯，難抜歯，埋伏歯抜歯などに分類される．難抜歯や埋伏歯抜歯では，粘膜骨膜切開や骨削除，歯の分割などが必要となり，メスや骨削除用器具，縫合用器材などの専用器具・器材を必要とし，時間もかかり侵襲も大きい．

2-1．抜歯に用いられる器具の種類，用途と取り扱い

a．普通抜歯に用いられる器具

1）歯科基本セット（図2-1）

　デンタルミラー，歯科用ピンセット，消毒用綿球，ガーゼなど

2）歯科麻酔用注射器および注射針（図2-2,3）

　浸潤麻酔用と伝達麻酔用がある．浸潤麻酔ではカートリッジ式がよく使用される．

3）歯周靱帯剝離子

　歯周靱帯の切離に使用されるが，＃11メスやピンセットが代用される場合もある．

4）エレベーター（図2-4）

　歯を脱臼させるときに使用する．ヘーベル，挺子などとも呼ばれる．種々のサイズがあり，また，先端が直のものと曲のものとがある．破折根用のものもある．

5）抜歯鉗子（図2-5〜7）

　上顎では前歯用，犬歯小臼歯用，大臼歯用，智歯用があり，前歯用を除いて2段階（バイアングル）に屈曲している．鉗子の先端（嘴部）形態はそれぞれ歯根形態にあわせてあるため，上顎大臼歯用にのみ左右の区別がある．二又の爪部分を頰側根分岐部に適合させて使用する．下顎では前歯用，犬歯小臼歯用，大臼歯用，智歯用があり，屈曲は1段階（モノアングル）である．

6）両頭鋭匙

　不良肉芽を搔爬する場合に使用する．

7）ガーゼ

　圧迫止血や血液を拭う際に使用する．あらかじめ適当な大きさに切り，たたんで揃えたガーゼを滅菌して用意しておくとよい．

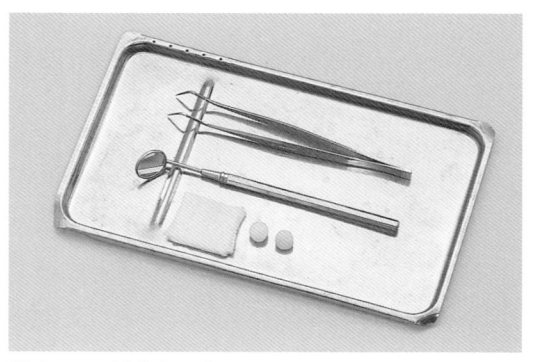

図2-1　基本セット．
　上から歯科用ピンセット，デンタルミラー．下段左から単ガーゼ，オキシドール綿球，0.025％塩化ベンザルコニウム綿球．

第 2 章　抜歯術　63

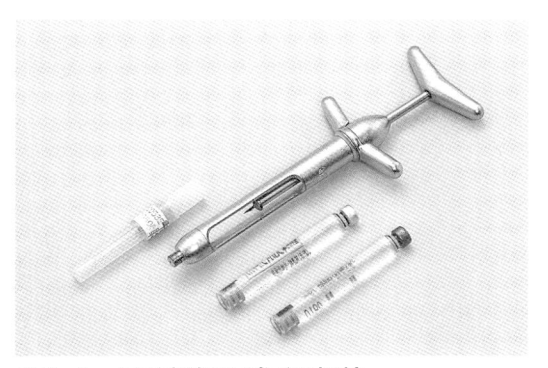

図 2 - 2　局所麻酔器具(浸潤麻酔).
　左から浸潤麻酔用注射針，カートリッジシリンジ，カートリッジ式局所麻酔薬(2％キシロカイン®E，3％シタネストオクタプレシン®).

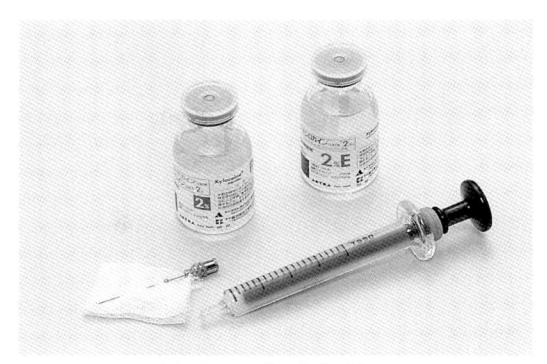

図 2 - 3　局所麻酔器具(伝達麻酔).
　局所麻酔薬(2％キシロカイン®，2％キシロカイン®E)，伝達麻酔針，注射筒(ブルーシリンジ).

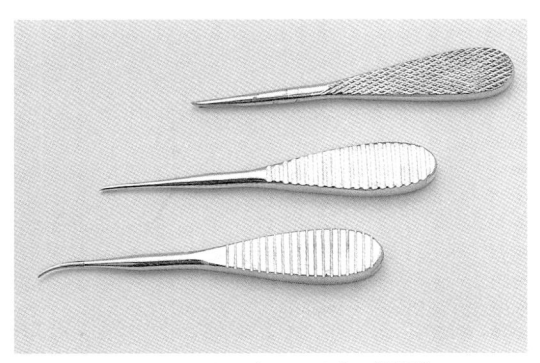

図 2 - 4　エレベーター(ヘーベル，挺子).
　上から普通サイズ，先細タイプ，先曲がりタイプ.

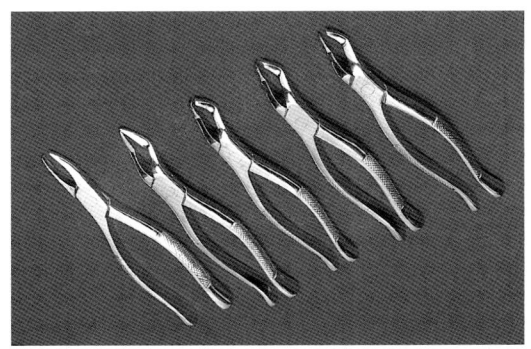

図 2 - 5　抜歯鉗子(上顎用).
　左から上顎前歯用，上顎犬歯小臼歯用，上顎右側大臼歯用，上顎左側大臼歯用，上顎智歯用.

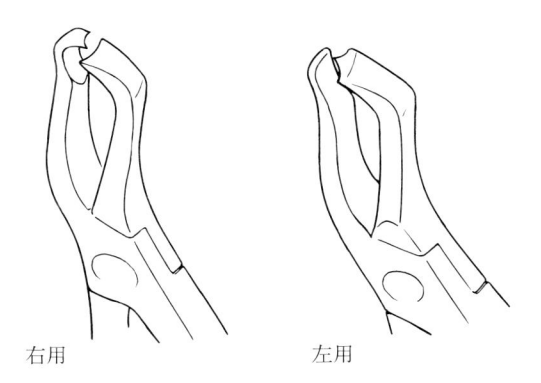

右用　　　左用
図 2 - 6　上顎大臼歯用抜歯鉗子.
　上顎大臼歯用抜歯鉗子は歯根形態に合わせて左右の区別がある．頰側が2根あるので，先端の爪部が頰側に位置するように選択する.

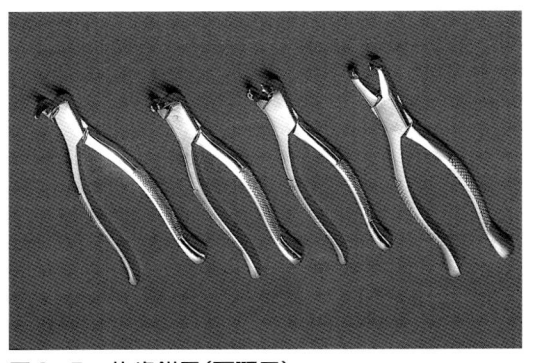

図 2 - 7　抜歯鉗子(下顎用).
　左から下顎前歯用，下顎犬歯小臼歯用，下顎大臼歯用，下顎智歯用.

64　Ⅱ．口腔外科小手術と診療補助

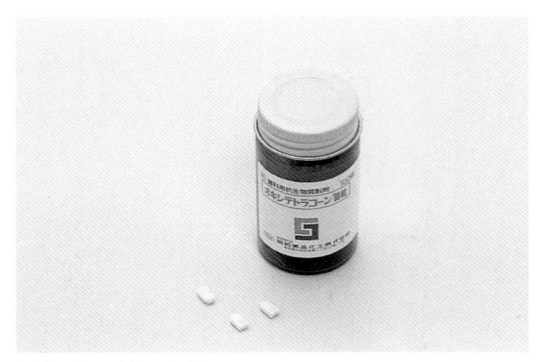

図2-8　デンタルコーン．
オキシテトラコーン®．抗菌薬であるオキシテトラサイクリンを含有している．抜歯窩に挿入する．

8）デンタルコーン，局所止血剤（図2-8, 9）

時に，感染防止や止血のために使用することがある．

b．難抜歯，埋伏歯抜歯（図2-10）

1）単純抜歯の器具に加えて以下の器具器材を適宜使用する．

2）切開剥離器具；メス，骨膜起子，粘膜剥

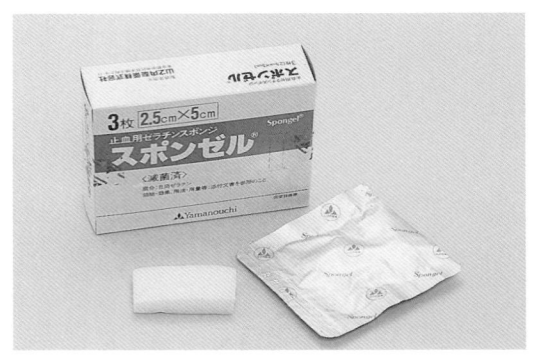

図2-9　局所止血剤（スポンゼル®）．
ゼラチン製局所止血剤．抜歯窩に填入すると血液を吸収して凝固する．

離子，歯肉剪刀．

3）切削器具：エアタービン，電気エンジン，各種バー．

4）骨削除器具：骨のみ，マレット，骨鉗子，骨やすり．

5）縫合器具：持針器，縫合針，縫合糸，クーパー．

6）扁平鉤など．

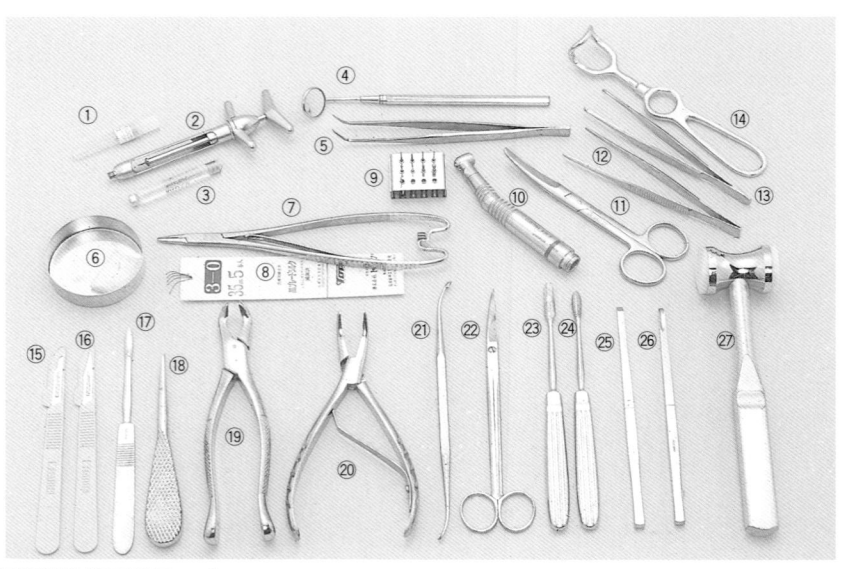

図2-10　埋伏智歯抜歯用器具一式．
①注射針，②カートリッジ・シリンジ，③局所麻酔薬，④ミラー，⑤歯科用ピンセット，⑥縫合針（丸針），⑦持針器，⑧絹糸，⑨バーセット，⑩ハンドピース，⑪クーパー，⑫無鉤ピンセット，⑬鋭匙ピンセット，⑭口角鉤，⑮＃15ディスポーザブルメス，⑯＃11ディスポーザブルメス，⑰骨膜起子（エレバトリウム），⑱エレベーター，⑲抜歯鉗子，⑳骨鉗子，㉑両頭鋭匙，㉒歯肉剪刀（曲），㉓骨やすり（板状），㉔骨やすり（蕾状），㉕骨のみ（平），㉖骨のみ（彎），㉗マレット．

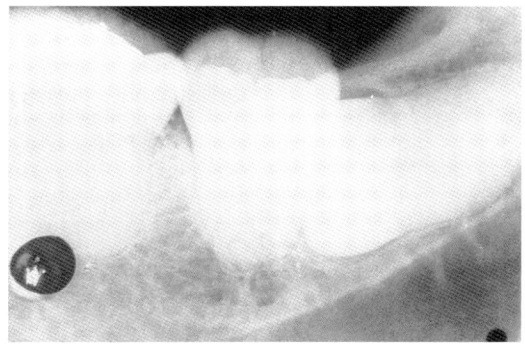

図2-11 下顎水平埋伏智歯（デンタルX線写真）.
下顎智歯は水平位をとり埋伏している．歯冠周囲に透過像が認められる．

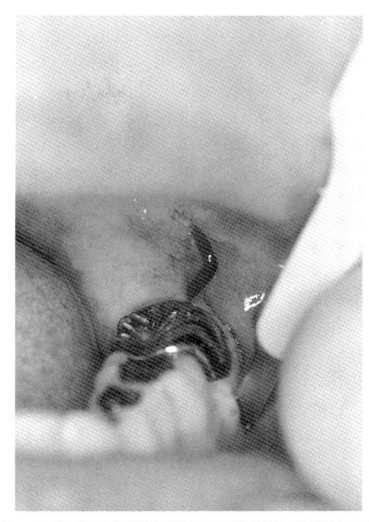

図2-12 下顎埋伏智歯抜歯（粘膜骨膜切開）.
＃15メスで骨膜まで切開し，骨膜起子で粘膜骨膜弁を剥離する．

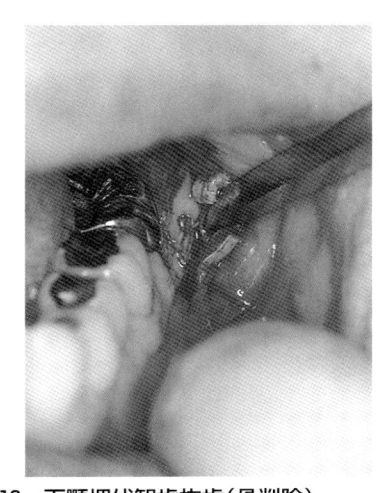

図2-13 下顎埋伏智歯抜歯（骨削除）.
智歯の歯冠周囲の骨を，骨のみやバーを用いて削除する．

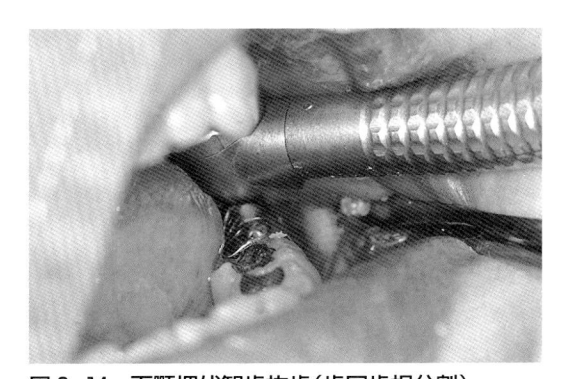

図2-14 下顎埋伏智歯抜歯（歯冠歯根分割）.
エナメルセメント境で分割し，歯冠，歯根の順に抜歯する．

2-2．抜歯の実際と診療補助

A．術式

a．単純抜歯

1）口腔内洗浄
2）抜歯部の消毒
3）局所麻酔
4）歯周靱帯の切離
5）エレベーターによる脱臼，抜歯鉗子による抜歯（残根抜歯では主にエレベーターを，矯正のための必要抜歯では主に鉗子を使用する）．
6）不良肉芽の掻爬
7）圧迫止血

b．難抜歯，埋伏歯抜歯（図2-11〜17）

1）口腔内洗浄
2）抜歯部の消毒
3）局所麻酔
4）被覆する粘膜の切開と剥離
5）被覆する骨の削除，歯冠や歯根の分割
6）脱臼，抜歯

66　Ⅱ．口腔外科小手術と診療補助

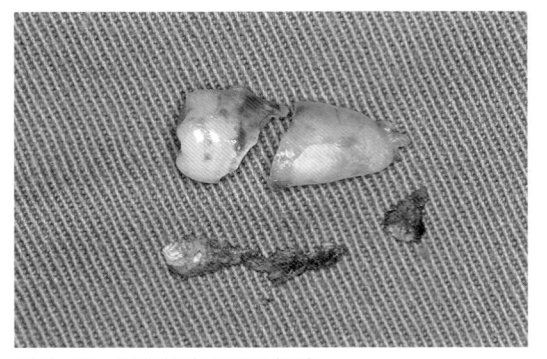

図2-15　分割抜歯された智歯．
　水平位をとる埋伏智歯では，歯冠歯根を分割して抜歯することにより，侵襲を少なくできる．

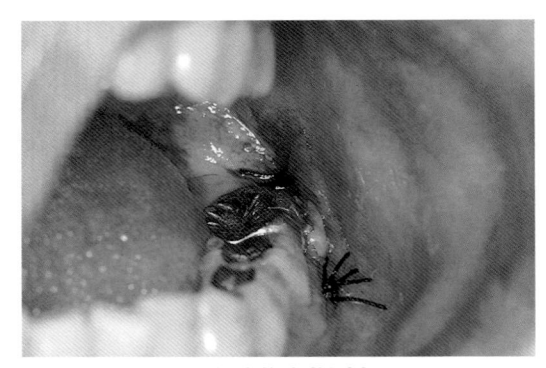

図2-16　下顎埋伏智歯抜歯（縫合）．
　抜歯後は不良肉芽の掻爬，骨鋭縁の整形を行い，粘膜骨膜弁を元に戻して縫合する．

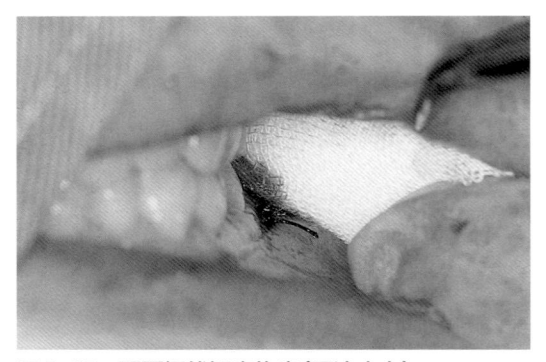

図2-17　下顎埋伏智歯抜歯（圧迫止血）．
　縫合後は，ガーゼを折りたたんで10分前後咬ませて圧迫止血を行う．できるだけ長い時間圧迫したほうが，出血や術後腫脹を少なくできる．

　7）不良肉芽の掻爬
　8）骨削除部，骨鋭縁の平滑化
　9）粘膜骨膜弁の復位縫合
　10）圧迫止血

B．診療補助

　抜歯における衛生士の術中補助は，手術を安全かつ円滑に進行させるうえで不可欠である．具体的には，術者とともに手術前手洗いを行い，清潔な状態で直接補助を担当する者と，デンタルチェア周囲で間接補助を行う者に分かれる．

a．直接補助
　1）滅菌された抜歯器具，器材を，手術手順に従って滅菌バットやトレーに並べておく．
　2）ガーゼによる止血操作や吸引操作により，手術野を明示する．
　3）手術器具を術者に手渡しする．針や鋭利な器具の取り扱いには十分注意する．感染症患者の手術では，直接手渡しではなく，中間トレーを設置して，術者も介助者も自分で器具をとるほうが安全である．
　4）持針器で縫合針を把持し，糸つけ操作を行う．
　5）鉤などを保持し，手術野を露出させる．
　6）骨ノミを使用する場合は，マレットでノミを槌打する．下顎では，槌打時に下顎が動かないように手指で固定する．
　7）清潔野以外は触れないように注意する．

b．間接補助
　1）術前，術中の血圧，脈拍などのバイタルサインをチェックし，術者に報告する．
　2）清潔野以外から必要な器具，器材を移送したり，補充したりする．清潔野や器具，器材は直接手で触れずに，滅菌されたピンセットや鉗子でつまむようにする．
　3）照明の光軸や焦点を調整し，術者が直視しやすいようにする．
　4）間接介助者は不潔であってよいということではない．手術前手洗いは必要ないが，衛生

学的手洗いは常に行う．

2-3．抜歯後の注意事項

抜歯終了後は，患者の不安や疑問を解決し，正常な治癒経過がとれるように抜歯後の注意事項について説明を行う．これらの注意事項は，他の口腔外科小手術においても術後の注意事項として応用できる．部位や侵襲の程度などを考えて，症例に応じた説明を行うように心がける．

a．出血に対して

1）抜歯当日は，頻繁にうがいをすると，せっかく固まった血餅が溶けて再出血を起こしやすい．したがって，過度のうがいは避けるように指導する．

2）抜歯当日の入浴や運動，飲酒も出血の原因となるので避けるように指導する．

3）帰宅後も，じわじわとした出血がみられる場合がある．わずかな出血でも唾液と混じると大出血のように見えてしまう．多くは圧迫止血で止まるので，清潔なガーゼやティッシュペーパーなどを咬んで圧迫するように指導する．

4）それでも止まらない出血や異常があれば，担当医に連絡するように指示する．

b．疼痛に対して

1）抜歯後1～2時間で局所麻酔の効果がなくなると，痛みがでる場合がある．その場合は，鎮痛剤を指示に従って服用するように指導する．鎮痛剤が効くまでに多少の時間を必要とする．効かないからといって鎮痛剤をむやみに服用すると胃腸障害を引き起こしてしまう．

2）入浴や運動，飲酒などは血行を良くし，出血とともに疼痛も増悪させる．安静にし患部を冷やすように指示する．

c．腫脹に対して

1）腫脹を軽減するためには，患部を冷却するとよい．ただし冷やしすぎると治癒を遅らせてしまうので，水でぬらしたタオルやガーゼでくるんだアイスパッドなどを用いるよう指導する．冷却は抜歯当日のみでよい．

2）腫脹は，組織内での出血や滲出液が関係するので，できるだけ長くガーゼを咬んで圧迫しておくとよい．

d．食事について

1）食事は麻酔が完全に醒めてから，できるだけ消化がよく栄養のバランスのとれたものを食べるよう指導する．

2）麻酔効果が持続している間に食事すると，周囲粘膜や舌，口唇の火傷や咬傷を起こしやすいので注意するよう指導する．

3）まったく食事をしなかったり，飲み物だけで済ますような状況が続くと，感染や治癒を遅らせる原因になってしまうことがあるので注意する．

e．その他

1）下顎智歯の抜歯，あるいは下顎後方や舌側の手術を行った場合は，術後に開口障害や嚥下痛をきたしやすいので，あらかじめ説明しておく．通常，創の治癒とともに3～4日ごろから徐々に改善していく．

2）術後は，3～4日目ごろから徐々に腫脹や疼痛も改善していくのが正常な治癒経過である．しかし，術後感染を起こすと3～4日目から逆に症状が強くなってくる．このような場合は，連絡あるいは来院するよう指導する．

3）術後の出血や治癒経過の観察のために，抜歯翌日は必ず来院するよう指導する．

2-4．偶発症と対策

A．抜歯時の偶発症

1）ショックや出血
2）隣在歯の脱臼，後継永久歯の損傷
3）軟組織の損傷
4）抜去歯の誤嚥，吸引

5）上顎洞穿孔，上顎洞や軟組織への歯根迷入
6）下歯槽神経の損傷
7）器具の破損

B. 抜歯後の偶発症

1）抜歯後出血
2）抜歯後感染
3）ドライソケット

C. 対策

1）抜歯前にアレルギーやショック，全身疾患などについて十分な問診を行い，患者さんの状況を把握するとともに信頼関係を形成しておく．

2）抜歯予定歯についても，画像検査などで状態を十分に把握しておく．

3）抜歯の必要性，手術の実際，術前術後の注意事項などについて十分な説明を行い，理解してもらう．

4）偶発症についても，可能性があれば事前に患者さんに説明し，対策の準備をしておく．

5）比較的頻度の高い脳貧血は，不安や恐怖，緊張などが関係するので，できるだけ話しかけてリラックスできるような状況をつくる．

6）術前にバイタル測定を行い，異常があれば延期も考える．

7）術中は，十分に止血を行い，手術部位を明確にしながら進める．

8）体位や吸引操作にも注意し，誤嚥や吸引を防止する．

9）抜歯後出血や抜歯後疼痛については，全身的原因および局所的原因があるので，原因を究明して対処する．

10）抜歯後感染には適切な抗菌薬を投与するとともに，安静と栄養補給を指導する．

11）ドライソケットが生じた場合は放置せず，局所の洗浄と抗菌薬含有軟膏挿入などの局所療法を行い，肉芽組織形成を促す．

第3章
口腔外科小手術

3-1. 切開・排膿

A. 手術の概要

　口腔内外に形成された膿瘍や蜂窩織炎に対して，膿やガスを排出させるために行われる手術が切開・排膿である．局所麻酔あるいは全身麻酔下に行う．膿瘍中心部に切開を加え，十分に排膿あるいはガスを排出させた後，膿瘍腔を洗浄し，その後も持続的に排膿させるためガーゼドレーンやチューブドレーンを設置する．原因菌を探るために，膿の細菌検査を行う．チューブドレーンは縫合固定するが，切開創の縫合閉鎖は行わない．切開後は，チューブドレーンではドレーンを利用して洗浄する．ガーゼドレーンは毎日交換する．炎症の改善とともに排膿量は減少し，排膿が止まった時点でドレーンを抜去すれば創は自然に閉鎖する．

　原因菌の処置は，切開と同時あるいは炎症が改善してから行う．全身的に抗菌薬や抗炎症剤を併用する．

B. 器具，器材

　局所麻酔セット（浸潤麻酔，伝達麻酔），メス（骨膜下膿瘍#15，軟組織膿瘍#11），歯科基本セット，ゾンデ，モスキート止血鉗子，骨膜起子，粘膜剥離子，ルーツェピンセット，骨鋭匙，止血・清拭用ガーゼ，洗浄用シリンジと洗浄針，ドレーン（チューブ，ガーゼ），膿盆，縫合セット，有窓布と布鉗子，当てガーゼとテープ

C. 手術の実際と補助

a. 術式（図3-1～8）
　1）手術野の消毒
　2）局所麻酔（浸潤麻酔，伝達麻酔）
　3）切開排膿，細菌検査
　4）壊死組織の除去，洗浄
　5）ドレーン挿入
　6）ガーゼ貼付

b. 診療補助
　1）多量の排膿が予想される場合は，膿盆などを用意し膿を受ける．
　2）切開時には，血液，洗浄液などをいつでも吸引できるようにしておく．
　3）切開前に穿刺吸引した膿や切開時に排出した膿は，検体として細菌検査に提出する．
　4）切開後はドレーンの挿入や当てガーゼ貼付の介助を行う．

3-2. 歯槽骨整形術

A. 手術の概要

　有床義歯を装着する部位に，骨の鋭縁や骨瘤があると褥瘡性潰瘍などの障害の原因となる．そこで，補綴前処置として，歯槽堤の凹凸を手術的に削除し，平滑にする方法が歯槽骨整形術である．多数歯の抜歯や孤立歯の抜歯を行った場合は，骨鋭縁が生じやすいため，抜歯と同時に行うことも多い．通常，局所麻酔で行う．整

70　Ⅱ．口腔外科小手術と診療補助

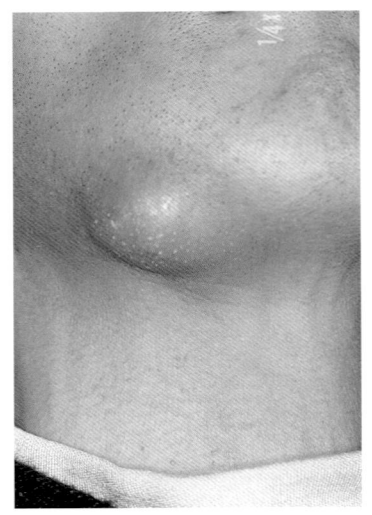

図 3-1　右側顎下部皮下膿瘍．
　右側顎下部は発赤，腫脹し，波動を触れる．

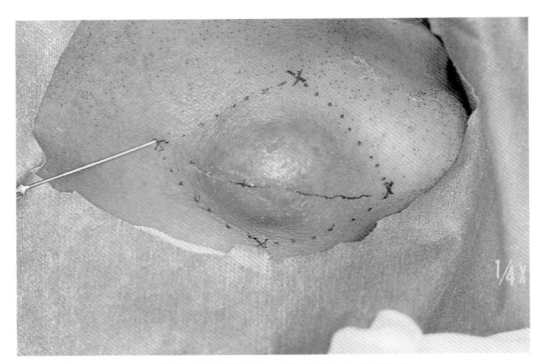

図 3-2　膿瘍周囲麻酔（菱形麻酔）．
　膿瘍内には麻酔せず，周囲を麻酔する．

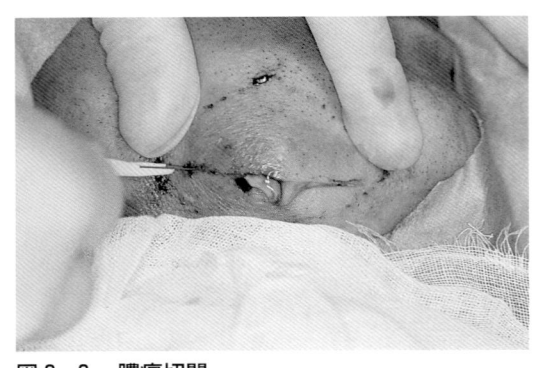

図 3-3　膿瘍切開．
　膿瘍中心部を広めに切開する．切開前の穿刺吸引や切開時の膿から細菌検査を行う．

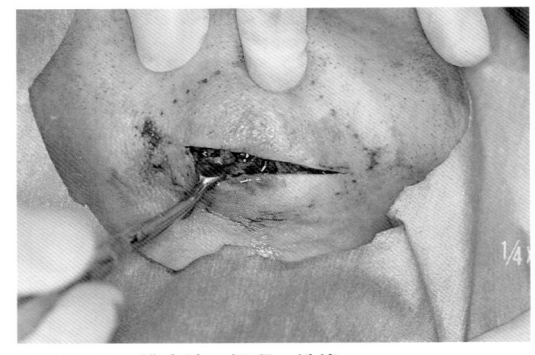

図 3-4　膿瘍腔の搔爬，洗浄．
　膿瘍腔は完全に開放し，膿を完全に排出する．

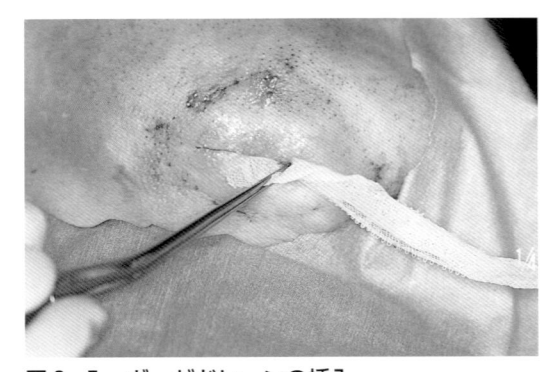

図 3-5　ガーゼドレーンの挿入．
　持続的に排膿させるために，ドレーンを挿入する．アクリノールを浸したガーゼが手軽で有用である．

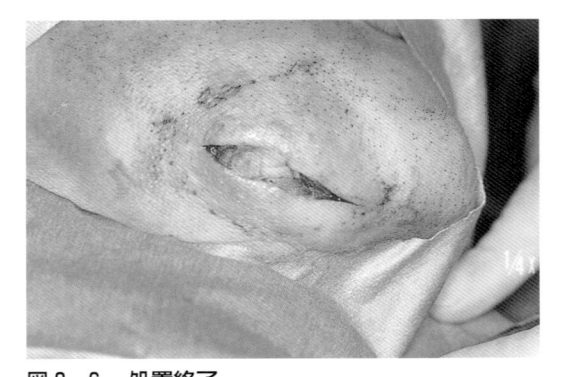

図 3-6　処置終了．
　排膿がみられる間はドレーンを交換する．早期に切開部が閉じてしまうと，ふたたび膿瘍を形成してしまう．

第3章 口腔外科小手術　71

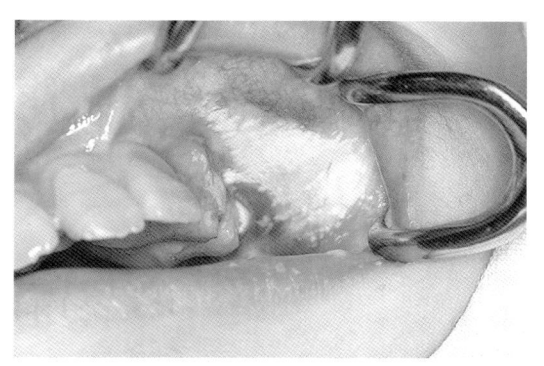

図3-7　左側上顎骨骨膜炎(骨膜下膿瘍).
　左側上顎骨骨膜炎により，骨膜下に膿瘍を形成している．H_2O_2綿球で擦過すると，細菌や白血球の持つカタラーゼと反応し膿瘍部分が白くなる．

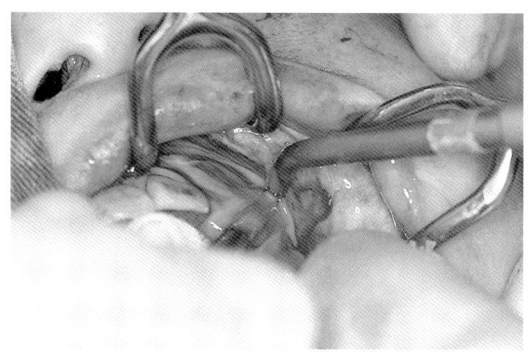

図3-8　骨膜下膿瘍の切開.
　骨膜まで切開すると排膿がみられる．細菌検査用の検体を採取した後は，膿を嚥下しないように吸引を手際よく行う．

形を予定する部位の歯肉粘膜を広めに切開し，粘膜骨膜弁を剝離翻転して骨を露出し，骨のみ，骨鉗子，骨バーなどで鋭縁部を削除し，さらに骨やすりで平滑にする．弁は元に戻して縫合閉鎖するが，骨削除量が多い場合は歯肉が余剰となるので縫合前に切除整形する．縫合後は圧迫止血を行う．周囲の歯槽堤とのバランスを考えて整形しないと，断端が新たな鋭縁となる．

B．器具，器材

　歯科基本セット，局所麻酔セット，メス，骨膜起子，骨ノミとマレット，骨鉗子，骨バー，骨やすり，扁平鉤，縫合セット，歯肉剪刀，クーパー．

C．手術の実際と補助

a．術式(図3-9～12)
　1) 手術野の消毒
　2) 局所麻酔
　3) 粘膜骨膜の切開
　4) 粘膜骨膜弁の剝離翻転
　5) 骨鋭縁，骨瘤などの削除
　6) 削除骨片の除去，洗浄
　7) 粘膜骨膜弁の復位縫合
　8) ガーゼによる圧迫止血

b．診療補助
　1) 粘膜骨膜弁を扁平鉤で引く場合は，強い力で引きすぎないようにする．
　2) マレットの槌打は二連打で行うが，いきなり強く槌打しない．下顎の手術では，空いている手で下顎骨を固定する．
　3) 切削用具を使用する場合は，弁や周囲軟組織を巻き込まないように，鉤などで十分保護する．
　4) 手術直後に，即時義歯あるいは旧義歯をリベースして装着することもある．したがって，それらの補綴関連器具，器材の必要性も確認して準備しておく．

3-3．囊胞摘出手術

A．手術の概要

　囊胞の手術は，顎骨内囊胞と軟組織囊胞でやや異なるが，一般に囊胞壁を完全に除去する摘出術が行われる．しかし，含歯性囊胞やガマ腫では副腔形成や開窓術も行われることもある．また，歯根囊胞では，囊胞摘出と同時に歯根尖切除術を行うことが多い．

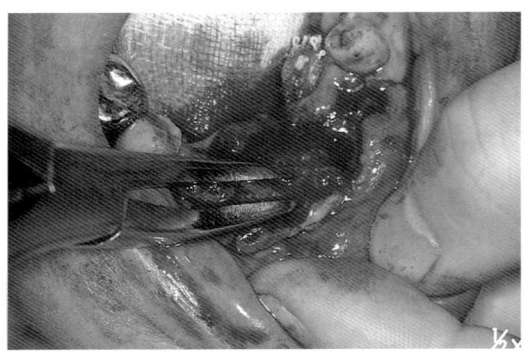

図3-9　歯槽骨整形術（骨鉗子による削除）．
骨鋭縁部を骨鉗子で挟んで削除する．歯槽堤の高さを減少しないように注意する．

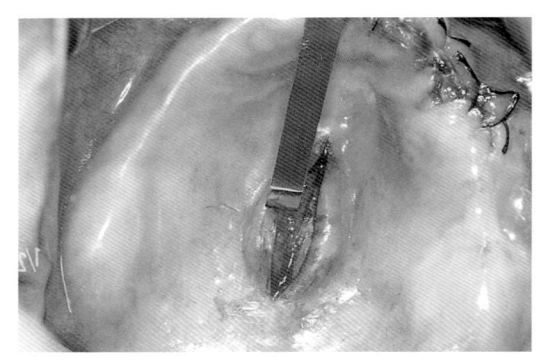

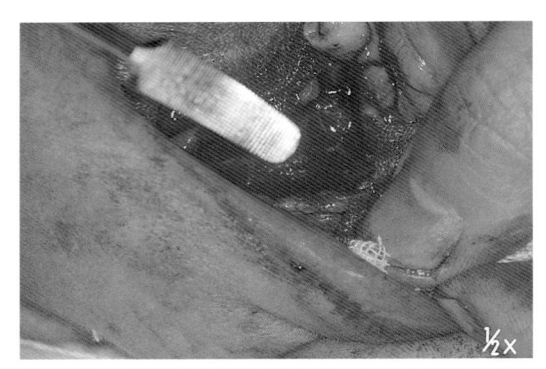

図3-10　歯槽骨整形術（骨やすりによる平滑化）．
細かな鋭縁や断端は骨やすりで滑らかにする．

図3-11　口蓋隆起の整形．
口蓋隆起などは，骨のみで骨瘤を基底部から削除し，骨やすりで平滑にすると素早くきれいにできる．

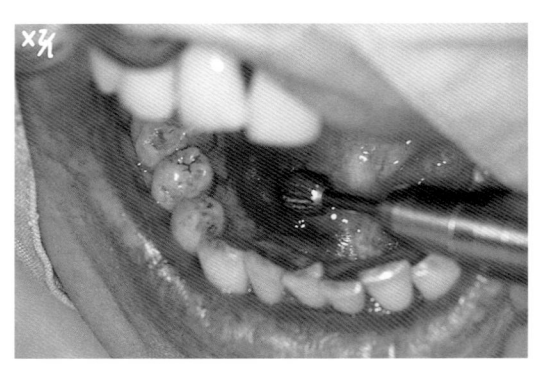

図3-12　下顎（舌側）隆起の整形．
骨バーを用いて整形する方法も有効である．粘膜骨膜弁を鉤や骨膜起子などで圧排保護すると同時に，吸引を行い術野を見やすくする．

a．顎骨内嚢胞

1）パルチⅠ法（副腔形成法）

大きな嚢胞で，摘出後に創を完全閉鎖すると感染してしまう場合や，摘出すると近接する多数歯の根尖が露出し失活する場合，上顎洞や鼻腔と交通する場合などに用いられる．嚢胞壁摘出後，あるいは一部残した状態で口腔側粘膜を嚢胞腔内に折れこみ，口腔に開放した状態で副腔を形成する．嚢胞の圧迫がなくなるため，周囲の健常組織が新生し，副腔は徐々に浅くなり最終的に周囲と一体化する．治癒までに長期間を必要とする．

2）開窓法

パルチⅠ法を変化させた方法で，嚢胞壁の一部を口腔粘膜とともに切除し，内溶液を持続排出させ，内圧を減少して嚢胞を縮小させる方法である．開窓部の粘膜と嚢胞壁は縫合する．若年者の含歯性嚢胞，嚢胞型エナメル上皮腫などに用いられる．

3）パルチⅡ法（全摘出・閉鎖術）

嚢胞壁を完全に摘出した後に，創面を縫合し完全に閉鎖する方法．現在では，抗菌剤の進歩により，かなり大きな嚢胞にも適応される．

b．軟組織嚢胞

軟組織嚢胞は，原則として嚢胞壁を完全に摘

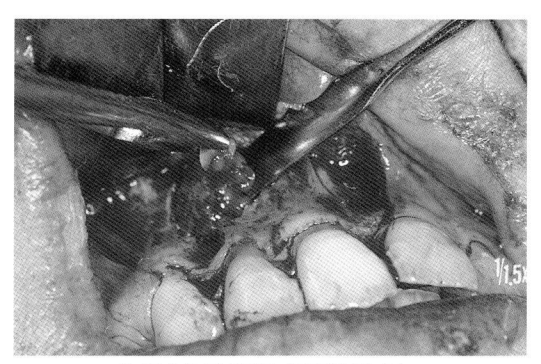

図3-13 歯根尖切除術(歯根嚢胞摘出).
顎骨内の囊胞は,粘膜剝離子などを用いて剝離摘出する.

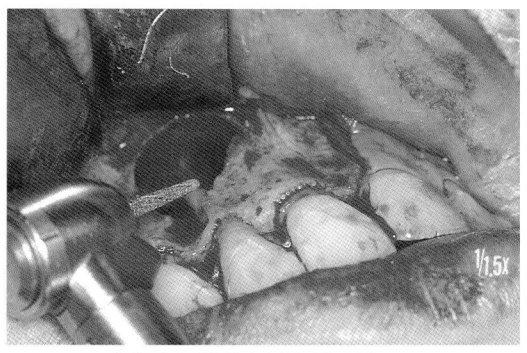

図3-14 歯根尖切除術(歯根尖切除).
歯根囊胞では,根尖部に囊胞が付着しているため,完全に病変を除去するために根尖を切除する.

出し閉鎖創とする.ガマ腫では,囊胞壁が薄く破れやすいので開窓法を行う場合もある.

c. 歯根尖切除術

歯根囊胞,根尖部の歯根破折,根尖付近の穿孔やリーマー破折などで,病変とともに根尖部を切除することにより歯を保存する方法を歯根尖切除術という.保存する歯の根管は通常の根管充填を行うか,あるいは切除根端に窩洞を形成し充填物で閉鎖する.

辺縁性歯周炎を合併している場合,外傷性咬合が避けられない場合,急性炎症のある場合は行わない.

B. 器具,器材

歯科基本セット,局所麻酔セット,メス,骨膜起子,骨のみとマレット,粘膜剝離子,骨鉗子,骨バー,骨やすり,縫合セット,歯肉剪刀,クーパー.

軟組織囊胞では,骨手術用器具は除外し,代わりにモスキート止血鉗子やスティーブン剪刀を加える.止血のために電気メスを用いることもある.

術中に根管充填や根端閉鎖を行う場合は,歯内療法セット,光重合レジンなどの充填セットを用意する.

C. 手術の実際と補助

a. 術式

1) 囊胞全摘出(パルチⅡ法)と歯根尖切除術
(図3-13~16)
① 手術野の消毒
② 局所麻酔
③ 粘膜骨膜弁の形成
④ 骨の開削
⑤ 歯根尖切除
⑥ 囊胞摘出
⑦ 根管充填もしくは根端閉鎖(根管充填は術前に行っておくと手術時間が短縮できる)
⑧ 残存病変の確認,洗浄
⑨ 粘膜骨膜弁の復位,縫合閉鎖
⑩ 圧迫止血

2) 含歯性囊胞の開窓術
① 手術野の消毒
② 局所麻酔
③ 歯肉および囊胞壁の切除(開窓)
④ 開窓部周囲の縫合
⑤ ガーゼパックあるいは歯周包帯

3) 下唇粘液囊胞の摘出
① 手術野の消毒
② 局所麻酔

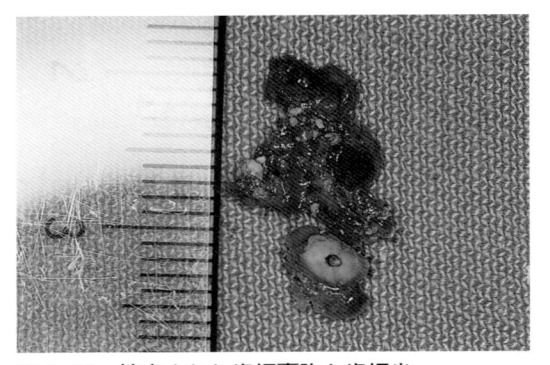

図3-15 摘出された歯根嚢胞と歯根尖.
歯根尖を囲むように歯根嚢胞が形成されている.

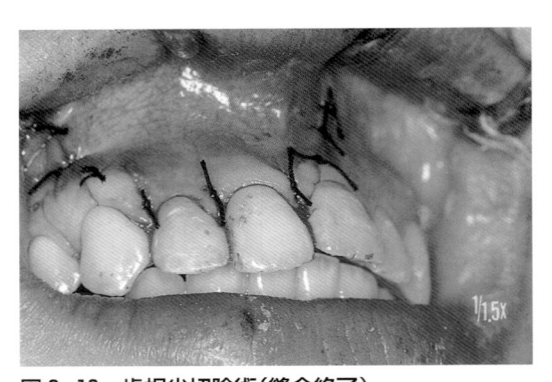

図3-16 歯根尖切除術(縫合終了).
縫合終了後は,ガーゼと手指で十分に圧迫し血腫形成を防止する.

③粘膜切開
④口唇腺を含めた嚢胞摘出
⑤止血(圧迫,電気メス)
⑥縫合閉鎖
⑦圧迫止血

4)ガマ腫の開窓術
①手術野の消毒
②局所麻酔
③粘膜,嚢胞壁の切除(開窓)
④開窓部周囲の縫合
⑤ガーゼパック,タイオーバー

b.診療補助
1)唾液や出血は吸引して,手術野を見やすくする.
2)術中に根管充塡や根端閉鎖をする場合は,血液が混入しないよう止血を十分に行う.
3)下唇粘液囊胞の摘出の際は,介助者が下唇の両端を手指で圧迫しながら牽引すると,出血も少なく手術しやすい.
4)ガマ腫の開窓の際は,舌圧子や鉤で舌,口唇を圧排する.

3-4.歯の移植と再植

A.手術の概要

外傷などで歯槽窩から脱臼した歯を,もう一度歯槽窩に戻し生着させることを再植という.成功の鍵は,歯根膜を乾燥させずにできるだけ速く歯槽窩に戻すことである.脱臼歯の保存には専用保存液や生理食塩液に漬けておくのがよい.いずれも持たない場合は,牛乳や口腔内に入れて乾燥を防いでもよい.水道水は,消毒のために塩素が用いられているので,使用すると歯根膜細胞は死んでしまう.歯根完成歯は固定中に根管充塡を行う.根尖未完成歯は,経過を観察し,必要に応じて歯内療法を行う.さらに,これを応用して通常の歯内療法が奏効しない場合に,意図的に抜歯を行い,根尖病巣を除去してから再植する方法がとられることもある.

一方,抜去した歯を別の部位に植え替えることを移植という.保存不能歯の抜歯窩に直ちに移植する場合と,すでに歯が欠損している部位の歯槽骨に骨バーで移植床を形成して移植する場合がある.移植歯としては,埋伏智歯や埋伏小臼歯などがよく用いられる.根尖未完成歯は,そのまま移植でき予後もよい.歯根完成歯は,移植後に根管充塡を行う.

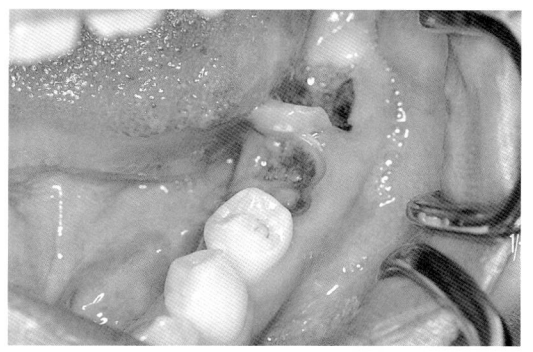

図3-17 歯の移植(移植前の口腔内).
　左側下顎第一大臼歯と第二大臼歯は，ともに残根状態で抜歯の適応である．その後方に不完全埋伏状態の智歯がみられる．

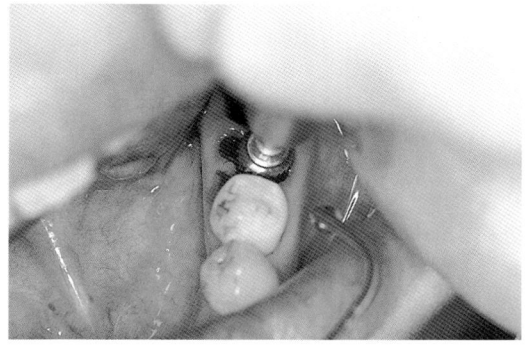

図3-18 歯の移植(移植床の形成).
　第一大臼歯部の抜歯窩の槽内中隔や歯槽骨を削除し，移植するための歯槽窩(移植床)の外形を形成する．

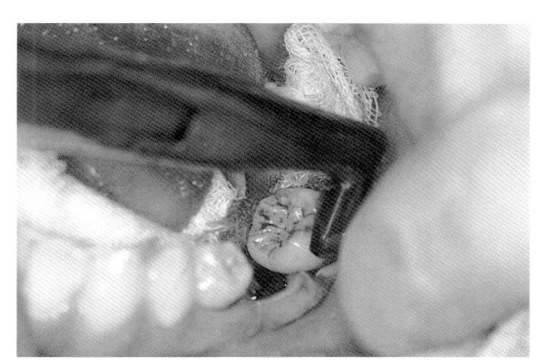

図3-19 歯の移植(移植歯の抜歯).
　埋伏智歯を抜歯して，第一大臼歯部に移植する．歯根形態にあわせて，移植床を微調整する．

　再植歯，移植歯とも短期間の固定を行う．隣在歯にレジンやワイヤーで固定する．

B．器具，器材

　歯科基本セット，局所麻酔セット，滅菌シャーレ，生理食塩液(保存液)，ガーゼ，メス，骨膜起子，エレベーター，抜歯鉗子，骨のみ，マレット，鋭匙，骨やすり，縫合セット，クーパー，固定用材料(複合レジン，ワイヤーなど)．

C．手術の実際と補助

a．術式

1)再植

①脱臼歯を生理食塩液で洗浄後，生理食塩液

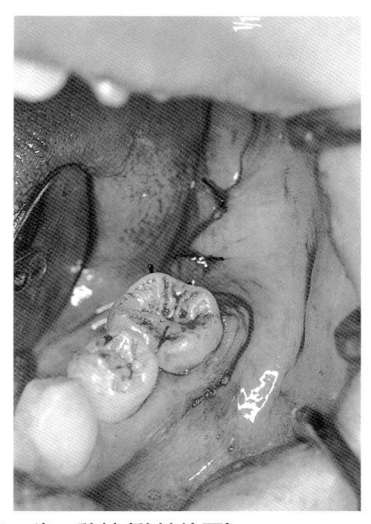

図3-20 歯の移植(移植終了).
　適合がよい場合は，縫合のみでもよい．動揺がある場合は，隣在歯にレジンなどで短期間固定する．

や保存液に浸漬
　②歯槽窩の洗浄，消毒
　③局所麻酔
　④歯槽窩の観察，異物除去
　⑤脱臼歯の整復
　⑥脱臼歯の固定
　⑦軟組織の縫合(必要に応じて)

2)移植(図3-17〜20)

　①手術野の消毒
　②局所麻酔

76   Ⅱ．口腔外科小手術と診療補助

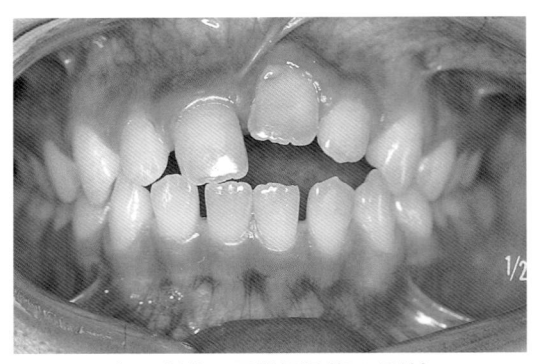

図3-21 |1 再植後の異常経過(|1 2 低位).
　乾燥などで歯根膜が死滅すると，歯根の骨性癒着を引き起こす．発育途中の小児では，骨性癒着により歯槽骨の発育抑制がみられることもある．

　③保存不能歯の抜歯，移植床の形成
　④移植歯の抜歯
　⑤移植床の調整
　⑥移植，固定
　⑦縫合

b．診療補助

　①外傷が原因の場合は，受傷時の状態，場所，時間，歯の乾燥状態などを十分問診する．
　②歯槽窩の異物，挫滅した軟組織は除去する．
　③再植歯，移植歯は乾燥させないように，生理食塩液や保存液を入れたシャーレに浸漬しながら操作を進める．
　④異種蛋白は拒絶反応を引き起こすので，再植歯や移植歯は素手で触らない．
　⑤固定にレジンを使用する場合は，歯冠を十分に乾燥させる．
　⑥歯根膜が保存できなかった場合は，歯根の骨性癒着と吸収が起こってくる．若年者では，癒着によって歯槽堤の発育が抑制されることがあるので，経過観察が重要である（図3-21, 22）．

3-5　歯槽骨骨折手術

A．手術の概要

　外傷により歯槽骨骨折を生じた場合，骨折部

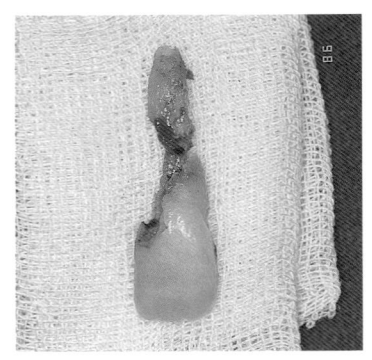

図3-22 吸収された歯根．
　骨性癒着を起こした歯根は，置換性吸収により歯根のほとんどが吸収される．小児では，歯槽骨の発育抑制傾向がみられたら抜歯する．

位の歯は骨折片と一緒に一塊として動揺する．したがって，変位した骨折片は，歯を歯列内にもどすことによって整復される．整復は，通常，手指で行い（徒手整復），整復後は歯を利用して固定する．すなわち，金属シーネを屈曲してワイヤーで歯に固定する．固定期間は通常4週～6週とする．歯列矯正用のブラケットとワイヤーを利用してもよい．骨折片が粉々になっている粉砕骨折では，吸収や感染の原因となるため除去する．

　軟組織損傷を伴うことが多いため，止血処置や軟組織損傷の治療も同時に行う必要がある．砂や砂利，ガラス片などの異物は十分注意して除去する．

B．器具，器材

　歯科基本セット，局所麻酔セット，縫合セット（絹糸，ナイロン糸，吸収性糸），止血鉗子，メス，歯肉剪刀，クーパー，金属シーネ，プライヤ，カッター，ワイヤー（0.5mm線）．

C．手術の実際と補助

a．術式

　1）受傷時の状況の問診
　2）手術野の消毒

3）止血処置，軟組織損傷の処置，異物除去
4）徒手整復
5）金属シーネの屈曲（直接法）
6）シーネを歯に固定（片顎）

b．診療補助
1）バイタルのチェックや問診を十分に行う．
2）問診中も，止血処置や疼痛管理を行う．
3）器具の準備は迅速に行う．
4）エックス線検査．

3-6　顎骨骨折固定術

A．手術の概要

顎骨骨折では，中枢損傷や他部位の損傷を伴う場合が多い．中枢損傷や全身の合併損傷などが疑われる場合は直ちに専門医に対診する．

下顎骨骨折では，骨折片は筋肉の作用で変位を起こし，咬合異常をきたす．変位の著しい骨折や複数部位に及ぶ骨折，関節突起骨折，上顎骨骨折などでは，全身麻酔下での処置が必要となる．

骨折の治療は，大別すると手術的に骨折部を開いて整復，固定する観血的整復固定術と，歯を利用して上下顎を金属シーネやワイヤーで固定する保存的整復固定術がある．前者では金属プレートと骨ネジによる方法がよく用いられる．

後者の方法は顎間固定法といい，ワイヤーのみで固定する二歯結紮法と金属シーネを用いる方法があるが，二歯結紮法は一時的な方法と考えたほうがよい．印象を採得して模型を作製し，骨折部分を切断して骨折前の咬合状態を再現する．この模型上で金属シーネを屈曲し，それぞれワイヤーで歯に固定する．次いで上下顎に装着したシーネをワイヤーで固定することにより，咬合した状態で上下顎が固定される．変位のある場合は，まず上下顎のシーネにゴムをかけて牽引し，完全に咬合したらワイヤーで固定する．

顎間固定の固定期間は成人で4週〜6週，高齢者で8週，小児では3週程度である．

多くの場合，軟組織損傷を伴うため，止血処置や軟組織損傷の治療も同時に行う必要がある．砂や砂利，ガラス片などの異物は十分注意して除去する．

ここでは，金属シーネを用いた顎間固定について記載する．

B．器具，器材

歯科基本セット，局所麻酔セット，縫合セット（絹糸，ナイロン糸，吸収性糸），止血鉗子，メス，歯肉剪刀，クーパー，金属シーネ，プライヤー，カッター，ワイヤー（0.5mm線）．

C．顎間固定の実際と補助

a．術式（図3-23〜30）
1）受傷時の状況の問診
2）手術野の消毒
3）局所麻酔
4）止血処置，軟組織損傷の処置，異物除去
5）印象採得（間接法）
6）金属シーネの屈曲（直接法では口腔内で屈曲）
7）シーネの固定（局所麻酔）
8）顎間ゴム牽引，顎間固定

b．診療補助
1）バイタルサインのチェックや問診を十分に行う．受傷時に意識消失があった場合は中枢損傷を疑う．
2）エックス線写真による骨折部の確認を行う．とくにオトガイ部の打撲は下顎関節突起の介達骨折を起こしていることがある．
3）問診や検査の間にも止血処置，疼痛管理を行う．
4）器具の準備は迅速に行う．
5）屋外での受傷では，破傷風菌の感染も考

78　II．口腔外科小手術と診療補助

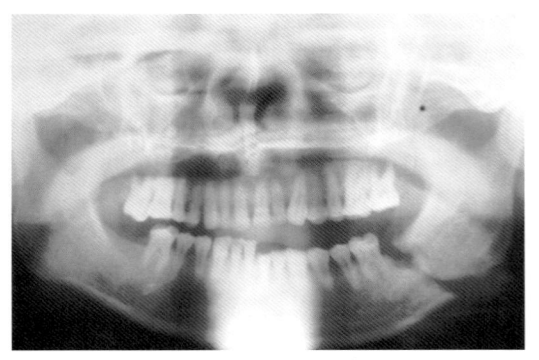

図3-23　下顎骨骨折（エックス線）．
　下顎正中部および左側下顎大臼歯部の2か所で骨折線がみられる．

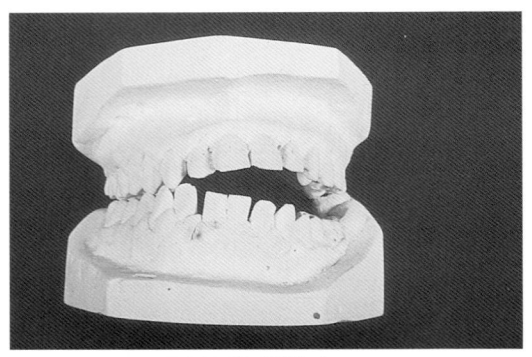

図3-24　顎間固定法（作業模型）．
　上下顎の印象採得を行い，作業模型を作製する．骨折片が変位しているため，咬合不全がみられる．

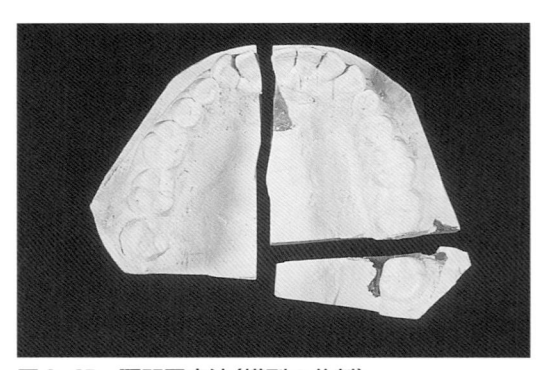

図3-25　顎間固定法（模型の分割）．
　骨折を起こしている部位で下顎の模型を分割する．

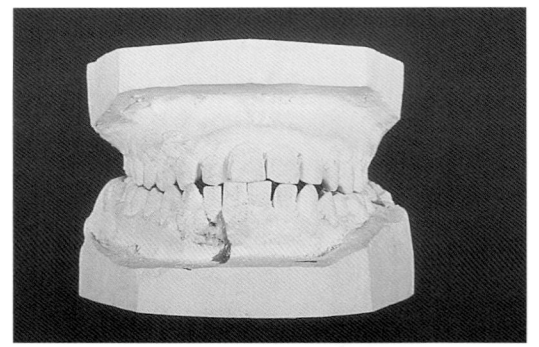

図3-26　顎間固定法（模型上での整復）．
　分割した模型を，上顎模型と咬合するように復位する．本人や家族に対して，骨折前の咬合状態と一致するか確認する．

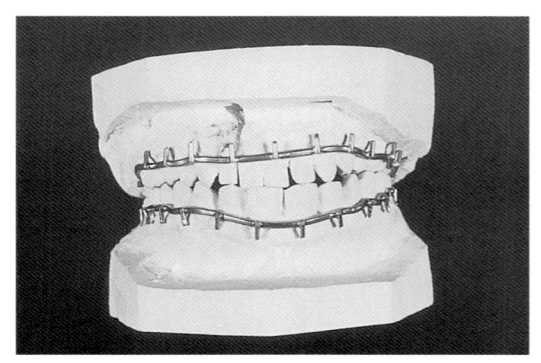

図3-27　顎間固定法（金属シーネ屈曲）．
　復元した模型の歯列に合わせて，金属シーネを屈曲する（間接法）．口腔内で直接屈曲する方法（直接法）もある．

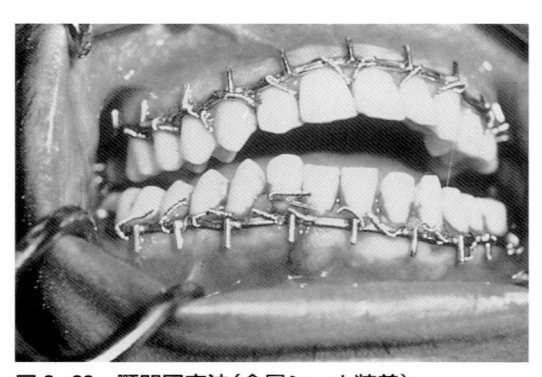

図3-28　顎間固定法（金属シーネ装着）．
　屈曲した金属シーネを，ワイヤーで個々の歯に装着固定する．シーネに沿って変位骨折片が移動し整復がなされる．

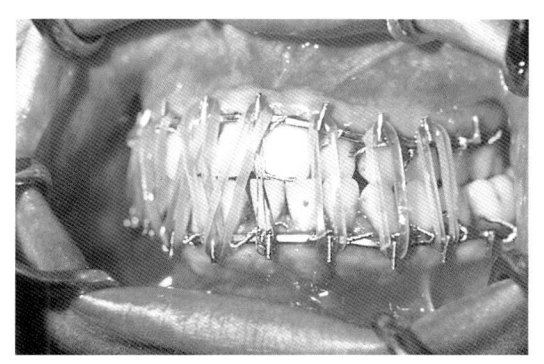

図3-29 顎間固定法（ゴム牽引）．
変位の著しい症例では，上下シーネのフックに顎間ゴムをかけて牽引し，完全に咬合した時点でワイヤーにかえて顎間固定を行う．

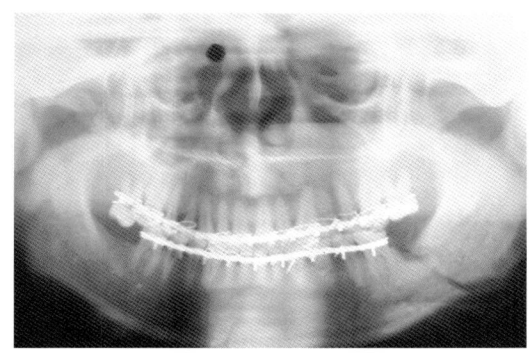

図3-30 顎間固定後のオルソパントモ写真．
骨片は良好に復位している．このまま成人で4～6週間固定する．固定期間中は，咀嚼できないので経口流動食の摂取や経管栄養を行う．

える必要がある．受傷した場所，状況，ワクチン接種の有無などを確認する．

3-7 口腔インプラント

A．手術の概要

口腔インプラントは，顎骨の中に人工歯根を埋め込み，その人工歯根を利用して種々の補綴を行う方法である．外傷や手術によって顎骨が欠損した症例，あるいは低歯槽堤のため義歯の安定が得られない症例などに応用できる．さらに隣在歯を切削したり鉤歯として用いる必要もなく，審美的，機能的に優れるなど利点が多い．その反面，安直な手術やメインテナンスの不足は失敗を招く恐れがあり，失敗した場合のダメージは大きく，トラブルになりやすい．

現在の主流は，チタン製骨接合型インプラントであり，1回法によるシステムと2回法によるシステムがある．前者にはITIシステム，後者にはブローネマルク，IMZ，FRIARIT 2，Screw Ventなどのシステムがある．一般的な治療の流れは以下の通りである（**図3-31～38**）．

1）一次埋入手術；チタン製人工歯根（フィクスチャー）の埋め込み，歯肉の縫合閉鎖
2）二次手術；一次埋入手術後3～6か月後に歯肉を切開し人工歯根を露出，上部構造体との連結部（アバットメント）装着．ITIシステムでは，フィクスチャーとアバットメントを連結して埋入するため二次手術の必要はない．
3）印象採得
4）上部構造体の試適，咬合採得
5）上部構造体装着
6）メインテナンス

B．器具，器材

歯科基本セット，局所麻酔セット，メス，骨膜起子，粘膜剥離子，各インプラントシステムの基本セット（バー，ドリル，ゲージ，パラレルピン，タッピングインスツルメント，ドライバー，インプラント体，ヒーリングキャップなど），インプラント用マイクロモーター（内部注水，外部注水が可能で回転数を変えられるもの），口角鉤，扁平鉤，骨のみ，マレット，骨やすり，縫合セット，クーパー．

C．手術の実際と補助

a．術式

1）一次埋入手術
①手術野の消毒
②麻酔（状況に応じて，局所麻酔，鎮静法，全

80　Ⅱ．口腔外科小手術と診療補助

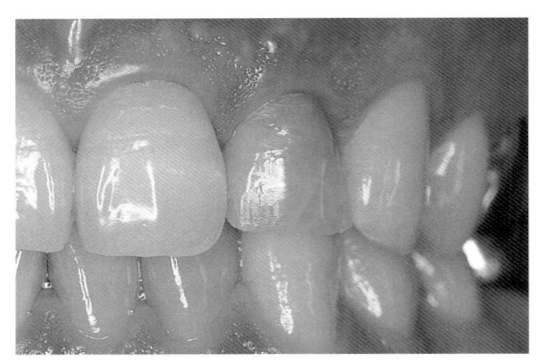

図3-31　歯科インプラント(術前の口腔内).
左側上顎側切歯は，歯根破折と変色のため抜歯の適応となっている．

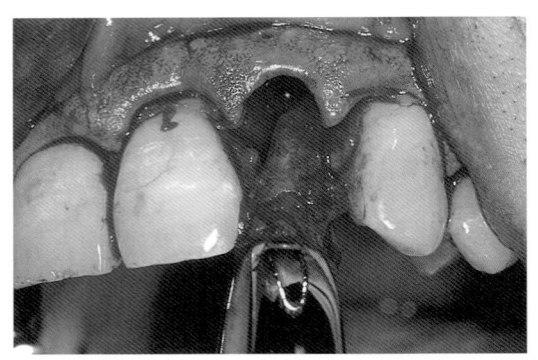

図3-32　歯科インプラント(保存不能歯の抜歯).
通法に従って抜歯を行う．

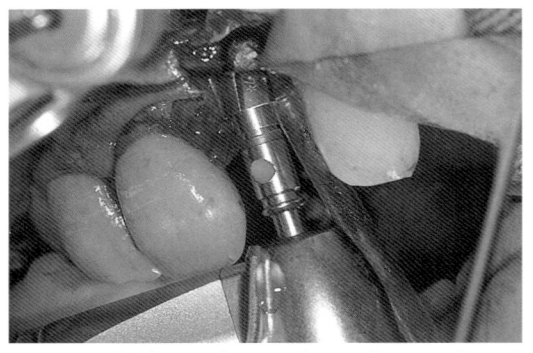

図3-33　歯科インプラント(インプラント窩の形成).
抜歯窩に専用ドリルでインプラント埋入のためのインプラント窩を形成する．抜歯と同時に行う場合と抜歯窩の治癒を待ってから行う場合とがある．

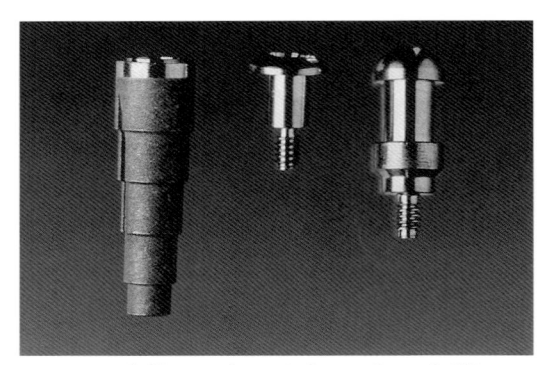

図3-34　歯科インプラント(インプラント体).
左から埋入されるフィクスチャー，カバースクリュー，ヒーリングキャップ．

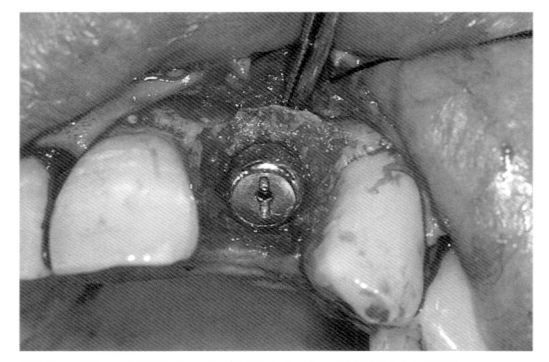

図3-35　歯科インプラント(一次埋入手術).
埋入されたインプラント体．2回法では，インプラント体が露出しないように，歯肉骨膜弁を完全に縫合閉鎖する．

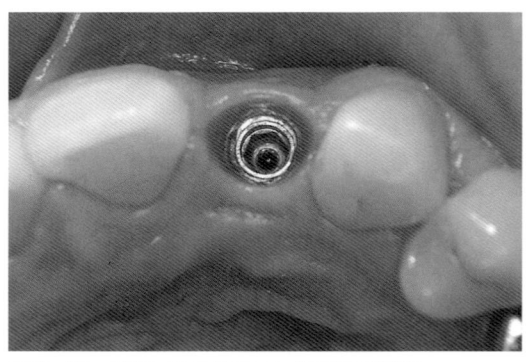

図3-36　歯科インプラント(二次手術後).
埋入後3か月以上経過し，インプラント体の骨結合を確認した後に直上の粘膜を切除し，ヒーリングキャップを装着する．

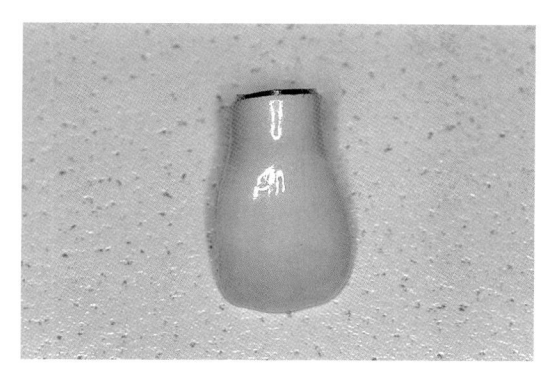

図3-37 歯科インプラント(上部構造体).
歯肉形態が安定したら，印象採得を行い，上部構造体を作製する．

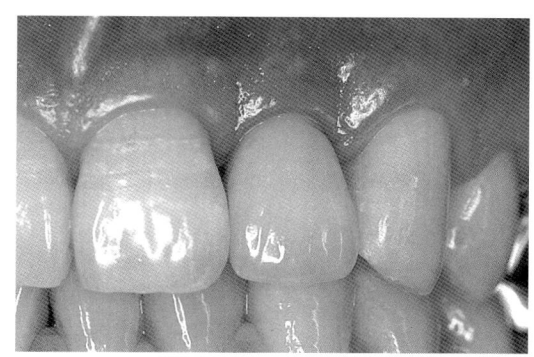

図3-38 歯科インプラント(最終補綴終了後).
インプラント体に支台となるアバットメントを固定し，上部構造体を装着する．実際は，この後のメンテナンスがとても重要である．

身麻酔を選択する)
　③粘膜骨膜弁の形成
　④必要に応じて骨整形
　⑤インプラント埋入窩の形成(専用ドリルを使用)
　⑥フィクスチャーの埋入
　⑦カバースクリュー装着
　⑧必要に応じて骨移植やGBR
　⑨粘膜骨膜弁の縫合
　⑩エックス線による確認
　2)二次手術(一次埋入手術後3〜6か月後)
　①手術野の消毒
　②局所麻酔
　③被覆粘膜骨膜切除
　④カバースクリュー除去
　⑤アバットメント装着
　⑥ヒーリングキャップ装着

b. 診療補助
　①各システムで使用器材の種類や規格が異なるので，事前に確認しておく．
　②インプラント体は手で直接触れてはいけない．チタン製品は，異種金属を接触させないように注意する．また，唾液と接触しないように注意する．
　③骨にインプラント窩を形成する場合は，低速で注水を十分行い，発熱を防止する．
　④術中に予定の大きさのインプラント体が埋入できない場合もあり得るので，変更可能なように準備しておくことが望ましい．

3-8　口腔出血に対する処置法

　出血の原因には，局所的なものと全身的なものがある．
　局所的原因：外傷，術後出血，歯肉炎，歯周疾患など．
　全身的原因：出血性素因，白血病，ビタミンC欠乏，ホルモン異常など．
　口腔領域は血管が豊富で，炎症性病変に起因する出血が多い．また，動脈性や静脈性の出血以外に組織の毛細血管からの実質性出血も多く，止血困難な場合がある．
　口腔内は，陰圧になりやすいので血が吸い出されること，唾液と混じって見かけの量が増大すること，咽頭や喉頭に流れやすいことなどがあって，一般の人は緊急止血できない．

A. 止血法と止血剤の種類

a. 止血法
　1)一時的止血法
　　指圧法；出血部へ通じる動脈の心臓に近い箇

所を手指で圧迫する．

タンポン法；出血創内に滅菌ガーゼなどを圧入し，栓をする．

圧迫法；出血創面に当てガーゼや綿花を置き，包帯やテープで圧迫固定する．

緊縛法；出血部の心臓寄りの上肢や下肢を帯状物を巻いて締め付ける．

2）永久的止血法

血管結紮法；出血している血管を止血鉗子ではさみ，絹糸を用いて結紮する．

周囲結紮法；結紮糸が脱落しないように血管を周囲組織とともに結紮する．

縫合法；開放創の辺縁を密着縫合することにより止血させる．

挫滅法；出血部を止血鉗子ではさみ，しばらく放置する．骨からの出血には，止血のみを使って骨面を挫滅して止血する．

捻転法；小血管を止血鉗子ではさみ，数回ひねることにより止血をはかる．

凝固法；実質性出血部を電気メスで凝固して止血する．レーザーメスによる凝固も用いられる．

b．止血剤

1）局所性止血剤

血液凝固因子製剤；血液凝固機序に作用して凝固を起こさせる．トロンビン，フィブリノーゲンなど．

吸収性止血剤；血液を吸収して粘稠度が増加し凝固的に働くもの．酸化セルロース(オキシセル®，サージセル®，デントセル®)，ゼラチン(スポンゼル®，ゼルフォーム®，ゲラトロンビン®)，アルギン酸ナトリウム(アルボン末®，アルローズ®)，フィブリン膜．

血管蛋白凝固剤(塩化第2鉄，硝酸銀，タンニン)，血管収縮剤(アドレナリン，フェリプレシン)，止血蠟(ボーンワックス®)

2）全身性止血剤

血管強化剤；カルバゾクロム系製剤(アドナ®，アドカル®，アドソン®，Sアドクノン®)，フラボン体(ルチン®，ヘスペリジン®，ケルセチン®)，女性ホルモン剤(プレマリン®，セファック®，ハイホリン®)，ビタミンC(ビタシミン®，ビスコリン®，アスコルチン®)．

血液凝固促進剤；抗プラスミン剤(トランサミン®，トラカプミンS®，リカバリン®，イプシロン®)，ビタミンK(カチーフ®，ケイワン®，ケイツー®)，フィブリノーゲン増加剤(フィブリノーゲン)，血小板増加剤(エタンシラート®，アグルミン®，ダイシノン®)，血液凝固促進酵素剤(レプチラーゼS®)，抗ヘパリン薬(硫酸プロタミン，塩化リゾチーム)，血液凝固因子製剤(Ⅷ因子濃縮製剤，Ⅸ因子濃縮製剤)．

B．止血処置の実際と診療補助

a．外科的止血法に必要な器具，器材

止血鉗子(コッヘル，ペアン，モスキート，ケリー)，結紮糸(絹糸，合成糸など，太い血管には太目の糸を使用)，持針器，縫合針，クーパー，挫滅用具(止血鉗子，骨鋭匙，骨止血器)，タンポン用具(綿球，ガーゼ，ゼラチンスポンジなど)，ボーンワックス®，止血シーネ，サージカルパック®，電気メス，レーザーメス．

b．外科的止血時の補助

1）患者の状態のチェック

出血性ショック，脳貧血，血圧低下，その他全身状態の変化，精神状態や顔色に注意する．

2）局所処置に対する補助

口腔内は狭いので，鉤やミラーなどを用いて口唇や舌を圧排する．また，貯留している血液や唾液を吸引排除し，局所を清拭することによって出血部が明視できるようにする．持続的な出血がみられる場合は，吸引よりもガーゼなどで圧迫止血を行う．

3）器具，器材の準備，受け渡し

必要な器具，器材を準備し受け渡しを行う．ただし，通常は感染症の有無が不明な場合が多いので，器具受け渡し時の刺傷事故に注意する．場合によっては直接受け渡しせず，中間ゾーンを設けるとよい．受け取った器具は清拭し，次の使用に備える．縫合のケースでは，持針器に針をつけ，針に糸を通しておく．指示により，いつでもタンポンガーゼや局所止血剤などを使用できるように準備しておく．

4）その他

止血処置では，時間がかかると出血量が増加し，患者の状態も悪化するため，迅速で正確な補助が必要である．また，感染症は血液を介するものが多いので，操作中は事故のないように集中する．

異常出血がある場合は，血液検査や出血性素因の検査が必要な場合もあるので，検査器具，容器，伝票などの準備をととのえ，検査室に出すときは迅速に処理する．

c．緊急止血法

1）まず，患者の全身状態に異常があるか否かを確認する．

2）出血部の発見と出血状態の確認．手袋を装着し，できるだけ速やかに口腔内の血液や唾液を排除し，出血していると思われる部分を指などで圧迫する．圧迫している指をはなして最初に出血する部分が出血点である．どのような出血かを確認する．過酸化水素水を含んだ綿球やガーゼを圧接することも有効である．

3）出血が動脈性か，静脈性か，実質性か，骨からの出血か，その種別を見きわめたならば出血内容に最適な止血方法を選び実施する．動脈性出血では，止血操作中に出血量を減少させるため頸動脈や顔面動脈，口唇動脈を圧迫する指圧止血を必要とする場合がある．場合によっては，衛生士が指圧法により介助する．

4）止血操作に併行して，出血性素因や感染症などの検査を行う．全身的原因がある場合は全身的止血剤を投与する．

Ⅲ．歯科麻酔学

第1章
全身状態の評価

1-1. バイタルサインとは

バイタルサインとは生命徴候を意味し，一般的には呼吸，脈拍，血圧，体温の4項目を指すが，患者の容態急変時には意識レベルの確認が優先される．

長期的には皮膚の温度と発汗の状態，排尿・排便，食欲，体重，睡眠状態も広義のバイタルサインに含まれる．

A. バイタルサインの意義

安静時のバイタルサインを知ることは，その人の日常における呼吸・循環動態を把握するのみならず，異常事態における診断基準として，あるいは回復すべき目標値としても重要である．したがって，測定に際しては患者に不安感や恐怖心をあたえることなく，リラックスした状態で行うように心掛ける必要がある．

　1）平常時の測定値の把握
　2）異常事態における重症度の判定
　3）治療時の目標値として

B. バイタルサインの測定方法

a. 脈拍

心臓の収縮により送りだされた血液が動脈を波状に伝わる状態を観察する．

通常，橈骨動脈を用いる．橈骨茎状突起付近に示指，中指，薬指の3指をあて，心臓側の指に適当な圧を加えることにより脈の大小や，弾力性などを知ることができる（**図1-1**）．

　1）測定項目
・脈拍数

1分間の数，緊急時は10秒または15秒間数え6または4倍する．成人の場合100以上は頻脈，50以下は徐脈（**表1-1**）．

・リズム（調律）

正常では洞調律．呼吸性不整脈では乳幼児に多くみられ，吸気時に脈拍が早くなり，呼気時には遅くなる．脈拍欠損は心室性期外収縮に多

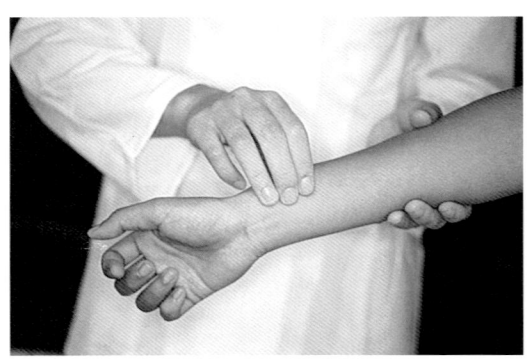

図1-1　脈拍測定（橈骨動脈）．

表1-1　年齢と安静時脈拍数（1分間）

年　　齢	脈　拍　数
新　生　児	130 〜 150
乳　　児	110 〜 130
1 〜 2 歳	90 〜 120
2 〜 10	80 〜 100
10 〜 15	80 〜 90
16 〜 20	70 〜 80
20 〜	60 〜 80

く，規則性のない不整は心房細動などが疑われるが確定診断は心電図検査が必要．

2）記録
1分間の脈拍数，測定側，患者の体位，不整脈の有無，測定時刻などを記載する．

（例）83回／分，右，座位，整，午後2時

3）測定時の注意事項
・患者の心身の安静をはかる（興奮時増加）．
・検者の手が冷くないこと．
・拇指で測定しない（検者の脈拍を測定）．

b．呼吸
呼吸運動を視覚的に，あるいは耳で確認し，1分間の数と深さ（換気量）について観察する．

1）測定項目
・呼吸数

1分間，あるいは30秒間数え2倍する．成人では14～20回／分で，24回以上は頻呼吸，11回以下は徐呼吸．

記録：呼吸数16回／分

2）リズム，その他
吸息期，呼息期，休止期のリズムがあり吸息期と呼息期の比は1：1.5

その他，努力性や奇異呼吸，チアノーゼの有無を観察する．

c．血圧
心臓の収縮により血液が全身に送りだされ，そのときの血管壁にかかる圧をいい，一般に左室圧を指す．血圧は，心収縮力，循環血流量，血流の性状，血管の性状などの因子に影響される．早朝，排尿後，安静仰臥位で15分間に10回以上測定した数値のうちもっとも低い血圧値2つの平均を基礎血圧という．

通常は，任意の時間に測定する任意血圧（随時血圧）を用いる．

1）測定項目
・最高血圧

収縮期血圧，最大血圧ともいい，心臓の収縮

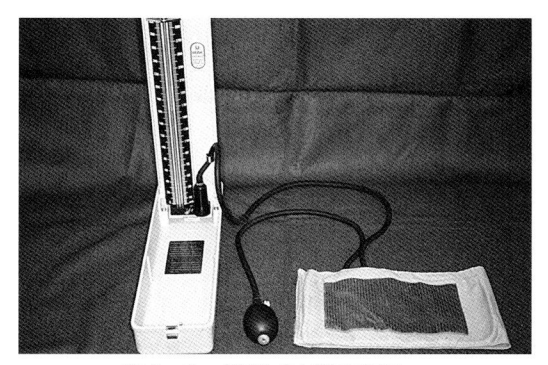

図1-2　単管式水銀血圧計．

が最大になったときの圧を指す．

・最低血圧

拡張期血圧，最小血圧ともいい，心臓の拡張が最大になったときの圧を指す．

・脈圧

最高血圧と最低血圧の差で表す．

・平均血圧

一心周期（心収縮から拡張まで）の血圧値を時間で積分した平均値で，常に動脈に加わっている圧を指す．最低血圧＋1／3脈圧で代用しうる．

2）測定方法
・直接測定法：動脈内に直接，針やカテーテルを入れ圧を測定する．
・間接測定法：動脈の周囲組織を圧迫などにより間接的に圧を測定する方法で臨床上用いられる．聴診法と触診法がある．

3）単管式水銀血圧計による測定（聴診法）
・単管式水銀血圧計（図1-2）のカフ（マンシェット）を上腕動脈の拍動がよく触知できる肘関節より上部に，術者の指が2本入る位のきつさで巻く．きつすぎると低く，緩すぎると高くなる傾向にある．
・聴診器を上腕動脈に当て，送気ポンプの排気弁コックを閉め1回5mmHg位の速度で送気ポンプを加圧する．

表1-2 カフ(マンシェット)の幅と長さの規格

年齢	幅(cm)	長さ(cm)
3か月未満	3	15
3か月未満〜3歳	5	20
3歳〜6歳	7	20
6歳〜9歳	9	25
9歳〜	12〜14	28

(JIS規格改定案)

- 80mmHg前後で血管音(コロトコフ音)が聞こえてくるが,さらに加圧していくと音は聞こえなくなる.そこからさらに20〜30mmHg加圧し,その後排気弁コックを緩め1秒間に2〜3mmHgの速度で減圧する.
- 血管音が聞こえ始めたとき(スワンの第1点)の水銀柱の値が最高血圧(収縮期血圧)となり,さらに減圧し血管音が聞こえなくなった値(スワンの第5点)が最低血圧(拡張期血圧)となる.
- 記録例:最高血圧 120mmHg,最低血圧 80mmHgの場合
  ➡120／80mmHg,右側,仰臥位,10時 AM
- 血管音(コロトコフ音)は,音の聞こえ始めから消失直前までスワンの第1点〜第5点までの呼称がある.なお,0mmHgでも血管音が聞こえる場合には,スワンの4点を最低血圧とする.
- 記録例:最高血圧 120mmHg,最低血圧 0〜80mmHgの場合
  ➡120／80／0 mmHg,右側,仰臥位,10時 AM

4)単管式水銀血圧計による測定(触診法)

カフと同側の橈骨動脈を触診しながら加圧していくと脈拍が消失する.この時点で,さらに加圧(20〜30mmHg)し,徐々に減圧するように排気弁のコックを開く.ふたたび触知された脈拍触知点が脈拍消失点と一致することを確認する.この点が最高血圧となる.

- 触診法は聴診法に比べ5〜10mmHg低い値を示す(感度の問題).
- 記録例:最高血圧120mmHgの場合
  ➡触診法,120mmHg,右側,仰臥位,10時 AM

5)測定時の注意事項

- 心身ともに安定した状態を保つ.
- 体位による変動に留意する.
  立位,座位,仰臥位の順に高くなる.
- 測定する腕を心臓の高さと一致させる.
- カフのサイズを上腕の太さに応じて選択する(**表1-2**).
- 血管音が聞き取りにくい場合,手のひらを10回位握ったり開いたりさせる.これにより,末梢動脈の緊張が高まり血管音がはっきり聞き取れるようになる.
- 年齢による影響を考慮する(**表1-3**).
- 食事,入浴,喫煙,排便,発熱,運動などで

表1-3 年齢別血圧分布表

性別	年齢別(歳) 血圧値(mmHg)	15〜19	20〜24	25〜29	30〜39	40〜49	50〜59	60〜69	70〜
男	最高血圧平均値	122	126	127	127	135	140	149	156
	最低血圧平均値	69	72	74	77	83	84	85	84
女	最高血圧平均値	114	117	117	121	132	142	151	157
	最低血圧平均値	67	70	70	73	79	82	84	84

(1974年度版,厚生省,国民栄養調査成績より,小数点以下第1位にて四捨五入)

上昇する．
・午前より午後に高くなる傾向がある．

d．体温

発熱の有無を調べるために測定される．中枢温の測定が望ましいが，日常的ではないため通常は，簡便な方法として腋窩温，口内温，鼓膜温などを測定する．

1）市販体温計の種類

水銀体温計と電子体温計がある．

2）水銀体温計による腋窩検温法

・検温前に腋窩の汗を拭く．
・検温器の感温部分が腋窩の最深部にくるように挿入する．
・測定側の上腕を側胸壁に密着させ，肘を直角に曲げ腋窩の密閉化を図る．
・検温所要時間は10分間を基準とする．

3）電子体温計

・予測演算により2分弱で測定できるものや，赤外線センサーにより数秒で鼓膜温を測定できるものもある．

e．意識レベル

意識レベルの変化は，脳の虚血や障害程度により軽度の見当識障害のものから痛み刺激にまったく反応しない昏睡状態まで多岐に渡る．

1）主な原因

循環器疾患：虚血性心疾患(狭心症，心筋梗塞)に起因した心不全．高血圧脳症，Adams-Stokes発作，急性脳貧血様発作など．
脳循環障害：脳梗塞，脳出血など．
代謝性疾患：糖尿病(低血糖性昏睡，糖尿病性昏睡)，肝性昏睡，甲状腺機能亢進症に伴うクリーゼなど．

2）評価法

通常は呼び掛けに対する開眼などの反応，自分の名前，生年月日などの認識，痛み刺激に対する動作などで判定する．

よく用いられる意識障害の分類法としてJapan coma scale(JCS)3・3・9度方式(太田富雄ほか：脳神経外科2，1974を参考一部改変)がある．

Ⅰ．覚醒している(1桁の意識障害)
 1．ほぼ意識清明だが，いま1つはっきりしない．
 2．見当識障害がある．
 3．自分の名前，生年月日がいえない．
Ⅱ．刺激で覚醒する(2桁の意識障害)
 10．呼び掛けで開眼する．
 20．大声で呼んだり，体を揺さぶると開眼する．
 30．痛み刺激を加えながら呼び掛けると開眼する．
Ⅲ．刺激で覚醒しない(3桁の意識障害)
 100．痛み刺激に対し，払い除ける動作をする．
 200．痛み刺激に対し，手足を動かしたり，顔をしかめる
 300．痛み刺激に対し，まったく反応しない．

この数字のあとに以下の略語を付加することがある．すなわち
・あばれている：R
・失禁　　　　：Inc
・積極的随意運動なし：A

[記録例]
・痛み刺激に対しまったく反応せず，失禁がある　➡300-Inc
・大声で叫んだり体を揺さぶると開眼するが，あばれる　➡20-R など

1-2．病歴の聴取と問診ならびに注意すべき全身疾患

歯科診療の前に患者の病歴を聴取することは，

全身状態を把握するうえで必要不可欠のものである．すなわち，既往歴や家族歴の聴取により，罹病の種類・期間・重症度，遺伝的疾患の有無がわかり，問診により現在の生活状況が把握できる．

A．問診事項

a．既往歴
生まれてから現在までに罹患した病気とその程度，薬剤服用の有無など

b．アレルギーの有無
薬剤，食物，その他金属など

c．過去の局所麻酔に対する反応
気分不快，動悸の有無など

d．出血傾向の有無
切り傷，鼻出血，打撲時の内出血，深部出血など

e．日常生活での状態
階段の昇降での息切れ，入浴・食事・運動などの労作時の動悸・胸痛の有無など

f．家族歴
遺伝的疾患の精査

B．注意すべき全身疾患

日常臨床で比較的遭遇する機会の多い疾患として，循環器疾患では高血圧症，狭心症，心筋梗塞，脳卒中，呼吸器疾患では気管支喘息，代謝疾患では糖尿病，甲状腺機能亢進症がある．

a．高血圧症

1999年のWHO-ISH Guidelines for the Management of Hypertensionによれば最高血圧140mmHgあるいは最低血圧90mmHgで高血圧と診断される．

高血圧症には原因不明の本態性高血圧（一次性高血圧，80％以上）と腎性や内分泌性に起因した症候性高血圧（二次性高血圧）がある．なお，高血圧の重症度は脳，心，肝，腎などの重要臓器に障害があるかどうかにより異なる（**表1-4**）．

表1-4 高血圧の重症度分布

第Ⅰ期（stageⅠ）：高血圧性臓器病変が明らかでない．
第Ⅱ期（stageⅡ）：下記の高血圧性臓器障害が一つ以上ある．
　1．左心肥大を理学的，胸部エックス線，心電図，心エコー図などで認める．
　2．眼底網膜動脈のびまん性または限局性の狭細化．
　3．タンパク尿および／または血漿クレアチニンの軽度の増加．
第Ⅲ期（stageⅢ）：高血圧性疾患による臓器障害の結果としての自覚症状，または他覚的所見がある．
　1．心臓：左心不全
　2．脳　：大脳，小脳，脳幹の出血，高血圧性脳症
　3．眼底：網膜出血および滲出があり，乳頭浮腫ありまたはなし
　4．第Ⅲ期には1．2．3．以外の状態をしばしば合併する．
　　心臓：狭心症，心筋梗塞
　　脳　：脳内動脈血栓
　　血管：解離性大動脈瘤，動脈閉塞症
　　腎　：腎不全

1）血圧上昇時の症状：

最高血圧200mmHg以上で頭痛，めまい，動悸，発汗，耳鳴，吐気，嘔吐などがみられ，適切な降圧処置が行われないと脳出血，高血圧脳症，心不全などに移行する危険性がある．

2）血圧下降に関しては脳虚血や脳梗塞の危険性があるため，急激な体位変換などには注意が必要である．

3）歯科治療時の注意点：

・主治医との対診による現在の病態把握，罹病期間，投薬内容など．
・降圧薬の服用を確認する．
・術前の不安感，緊張感を緩和させる．
・歯科治療に伴う疼痛の軽減に努める．
・内因性カテコールアミンの分泌抑制のため精神鎮静法を併用する．

・血管収縮薬添加の局所麻酔薬の使用に際しては，添加薬の種類，濃度，使用量に注意する．コントロール状態が良好な場合にはエピネフリンは40μgまで，フェリプレシンは0.18IUまで使用可能である．

b．狭心症

冠血管の一過性スパズムに起因した心筋虚血が胸痛を引き起こす症候群である．多くは，冠血管のアテローム変性に起因する，内腔狭窄の存在下での酸素供給と酸素需要のバランスが崩れた場合（供給＜需要）に発症する．

1）狭心症の分類

・労作狭心症：労作やその他の心筋の酸素需要が増加した場合に発症
・安静狭心症：心筋の酸素需要の増加がなくても発症

2）発症に関係する因子（図1-3）

・心筋の酸素需要が増加：頻脈，血圧上昇，心収縮力増加
・心筋の酸素供給が減少：吸入酸素濃度の低下，冠血流量の減少（最小血圧の低下）

3）症状

・前胸部から左肩，頸部に放散するような胸痛．締付けられるような圧迫感を伴う．
・疼痛は数秒から数分，30分以上持続する場合には心筋梗塞を疑う．
・冠血管拡張薬（ニトログリセリン製剤，亜硝酸製剤）が著効する．
・心電図上ではSTの一過性低下，T波の陰性化をみる．

4）歯科治療時の注意点

・主治医との対診による現在の病態把握：最終発作とその状況，投薬内容など．
・心筋酸素需要供給バランスを平衡に保つ指標：RPP；Rate Pressure Product 心拍数×最高血圧で表す．12,000以上で胸痛が発現する危険性あり．

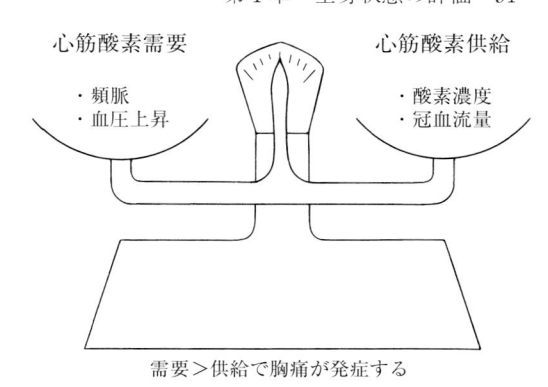

図1-3 心筋酸素需要供給バランス．
（心筋酸素需要：頻脈，血圧上昇／心筋酸素供給：酸素濃度，冠血流量／需要＞供給で胸痛が発症する）

・術前の不安感，緊張感を緩和させる．
・歯科治療に伴う疼痛の軽減に努める．
・内因性カテコールアミンの分泌抑制のため精神鎮静法を併用する．
・血管収縮薬添加の局所麻酔薬の使用に際しては，添加薬の種類，濃度，使用量に注意する．コントロール状態が良好な場合にはエピネフリンは40μgまで，使用可能である．フェリプレシンは冠血管収縮作用があるので避けたほうがよい．

c．心筋梗塞

冠動脈の閉塞により心筋壊死が生じた状態で，高度の場合には心臓のポンプ機能が障害を受ける，極めて緊急度の高い重篤な疾患である．

1）発症因子

冠危険因子（coronary risk factor）：高脂血症，高血圧，糖尿病，喫煙，肥満，心電図異常などこれらに血栓形成や，塞栓形成で発症する．

2）症状

・胸痛（30分以上持続）と冷汗，悪心，嘔吐
・血圧下降，ショック症状，不整脈
・心電図上でST上昇，異常Q波，冠性T波
・血漿CPK，GOT，LDH値の上昇

3）歯科治療時の注意点

・主治医との対診による現在の病態把握：最終発作とその状況，投薬内容など

- 心筋梗塞発症後3か月間は歯科治療は絶対禁忌，6か月以内は対処療法に止める．
- 抗凝固薬を投薬されている場合には出血傾向に注意する．
- 胸痛発症時，ニトログリセリンなどの冠血管拡張薬は無効．疼痛緩和，不安除去の目的で，モルヒネが投与される．体位は半坐位かリクライニングポジションで酸素投与．
- 術前の不安感，緊張感を緩和させる．
- 歯科治療に伴う疼痛の軽減に努める．
- 内因性カテコールアミンの分泌抑制のため精神鎮静法を併用する．
- 血管収縮薬添加の局所麻酔薬の使用に際しては，添加薬の種類，濃度，使用量に注意する．フェリプレシンは冠血管収縮作用があるので避けたほうがよい．

d．脳卒中

脳梗塞と脳出血に分けられる．

脳梗塞は血管のアテローム変性に起因した血栓による脳動脈の閉塞，あるいは脂肪塊による閉塞で脳循環が障害された状態．

脳出血は，脳動脈瘤の破裂や異常な血圧上昇による血管の破綻により意識障害をきたす．

1）症状
- 意識障害，障害部位により症状は異なるが脳出血のほうが重症
- 片麻痺（脳血栓では徐々に増強）
- 頭痛（脳出血でみられる）
- 悪心，嘔吐，痙攣（脳出血でみられる）

2）鑑別

脳梗塞に比べ脳出血のほうがすべての症状が急激で重篤，とくに頭痛は脳出血に必発する．

脳血栓は60歳以降，脳塞栓は心内膜炎や心房細動などの基礎疾患を有する患者に多い．

3）歯科治療時の注意点
- 主治医との対診による現在の病態把握
- 抗凝固薬を投薬されている場合（脳血栓）には出血傾向に注意する．
- 術前の不安感，緊張感を緩和させる．
- 歯科治療に伴う疼痛の軽減に努める．
- 内因性カテコールアミンの分泌抑制のため精神鎮静法を併用する．
- 脳卒中が疑われた場合には直ちに専門医の応援をあおぐ．

e．気管支喘息

気管粘膜の過敏性亢進により気管支粘膜の浮腫，分泌物の増加が起こり，喘鳴を伴う呼吸困難（呼気性）が特徴的な疾患である．

1）原因
- 免疫学的関与（自己免疫疾患）に起因したものと感染および両者の混在が発症因子として考えられる．
- 誘因としてアレルゲンの吸入（室内塵，花粉，ダニなど），精神的要因，呼吸運動負荷など

2）症状
- 呼吸困難・喘鳴，咳，痰・チアノーゼ

3）歯科治療時の注意点
- 主治医との対診による現在の病態把握，発作の頻度と程度，治療法や誘因などについて．
- 投薬内容，ステロイド薬の服用期間など．
- 術前の不安感，緊張感を緩和させる．
  静脈内鎮静法の併用は有用であるが，笑気吸入鎮静法は笑気ガスの吸入がときに発作の誘因になることがあるので注意が必要．
- 歯科治療に伴う疼痛の軽減に努める．
- 室内の粉塵，臭いなどに留意する．
- 歯科治療中の呼吸管理（ラバーダム，注水など）に留意する．
- 喘息発作時には体位を水平仰臥位から坐位に変える．軽い発作では飲水や腹式呼吸で治ることもある．

f．糖尿病

インスリンの相対的不足に起因した糖質代謝障害で，糖尿病患者の80％以上はインスリン非

依存性糖尿病(成人型糖尿病)である.

　血糖値は通常60〜110mg/dlに維持されているが，インスリンの分泌障害により高血糖となり170〜180mg/dlになると尿中に排泄されるようになる．ブドウ糖(グルコース)が代謝されないため，脂肪や蛋白が利用され，そのためケトン体の増加や血漿浸透圧の上昇をきたし意識レベルにも影響する．

1) 症状
・口渇，多飲，多尿(頻尿)，糖尿，体重減少など．

2) 診断
上記臨床症状に
・空腹時血糖140mg/dl以上
・75g経口ブドウ糖負荷試験：2時間値200mg/dl以上

3) 治療
・食事療法，運動療法
・経口糖尿病薬
・インスリン製剤

4) 低血糖性昏睡
・経口摂取制限や薬剤の過量投与などで，血糖値が50mg/dl以下になると脳代謝が障害され，昏睡が発症する．
・軽度では全身脱力感，意識混乱状態を呈するが，進行すると顔面蒼白，全身痙攣，昏睡状態となる．
・ブドウ糖の投与，経口(意識下)あるいは静脈内投与で速やかに回復する．

5) 高血糖性昏睡
・血糖値の異常上昇(300〜1500mg/dl)によりケトアシドーシス性昏睡や非ケトン性高浸透圧性昏睡をきたす．
・身体所見としては，顔面紅潮，呼気アセトン臭，Kussmaul呼吸(吸気の方が呼気より長い大きなゆっくりした呼吸)などが特徴的である．
・多くは脱水を伴うため生理食塩液の輸液と速

効性インスリンの投与が必要となる．

6) 歯科治療時の注意点
・主治医との対診による現在の病態把握，罹病期間，投薬内容，合併症の有無など．
・食事摂取時間と薬剤服用やインスリン皮下注の確認．
・内因性カテコールアミンの分泌抑制のため精神鎮静法の併用を検討する．
・血管収縮薬添加の局所麻酔薬の使用に際しては，添加薬の種類，濃度，使用量に注意する．エピネフリンは肝における嫌気的解糖を促進し，血糖値を上昇させるので症例により検討が必要．
・昏睡が低血糖によるものか，高血糖によるものか鑑別がつかない場合には，より重篤な低血糖性昏睡の治療を行う．

g. 甲状腺機能亢進症

　原因は不明な甲状腺の過形成により，甲状腺ホルモンが過剰に生産され分泌した結果，食欲亢進，体重減少，頻脈，振戦などの特徴的な臨床症状を呈する疾患で，Basedow病によるものが比較的多い．

　甲状腺クリーゼと呼ばれる甲状腺機能亢進症の増悪状態では，40℃近い発熱と激しい発汗，頻脈，心房細動などからうっ血性心不全状態を呈する極めて危険な経過をたどることもある．

1) 症状
・びまん性甲状腺腫，眼球突出，頻脈，最高血圧上昇，左心室肥大，振戦，発汗，基礎代謝の亢進，体重減少など．

2) 診断
・上記臨床症状に血中サイロキシン濃度T3，T4の上昇により診断．

3) 治療
・甲状腺亜全摘術，放射性ヨード療法，抗甲状腺剤療法などを受けている場合が多い．
・甲状腺クリーゼの場合には，ショック体位

(水平仰臥位)にして酸素投与，β遮断薬，副腎皮質ホルモン薬の投与，全身冷却，抗甲状腺薬，無機ヨードの投与などを行う．

4）歯科治療時の注意点
・主治医との対診による現在の病態把握，罹病期間，投薬内容，合併症の有無など．
・内因性カテコールアミンの分泌抑制のため精神鎮静法の併用を検討する．
・血管収縮薬添加の局所麻酔薬の使用に際しては，添加薬の種類，濃度，使用量に注意する．エピネフリンは基礎代謝を亢進させるため避け，フェリプレシン添加のものを使用する．

第2章

麻酔法

2-1. 局所麻酔

　局所麻酔とは，局所麻酔薬を末梢神経に作用させ，神経の伝達（主に痛覚）を可逆的に遮断する方法である．歯科臨床においては，歯髄処置，抜歯操作など疼痛が伴う治療が多いため，最も頻用される方法である．

A．局所麻酔薬

a．末梢神経線維（表2-1）

　末梢における神経線維の構造は，軸索とシュワン細胞からなり，その間に髄鞘ミエリンのあるものを有髄線維，ないものを無髄線維という（図2-1）．

b．神経遮断の作用機序

　興奮の伝達は，細胞内の$-70mV$の静止電位が，興奮によるNaチャンネルの拡大に伴うNaの細胞内流入で脱分極が起こることによる．

　局所麻酔薬は脂質親和性の部分と親水性の部分があり，中間鎖で結合している（図2-2）．組織に注入された局所麻酔薬は，脂質親和性の

表2-1　末梢神経線維の分類

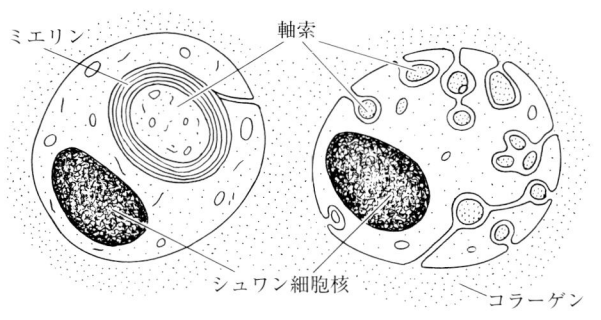

特徴＼種類	有髄線維					無髄線維
	A-α	A-β	A-γ	A-δ	B	C
ミエリン鞘	有	有	有	有	有	無
直径(μm)	12〜20	5〜12	5〜12	1〜4	1〜3	0.5〜1
伝達速度(m/sec)	70〜120	30〜70	30〜70	12〜30	14.8	1.2
機能	運動 筋肉	触覚 圧覚	触覚 運動	痛覚 温覚 圧覚	交感神経 節前線維	痛覚，温覚 痒覚，圧覚 交感神経節後線維

図2-1　神経線維の横断図．

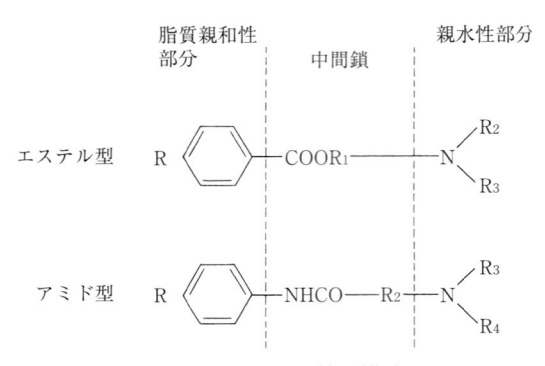

図2-2 局所麻酔薬の構造.

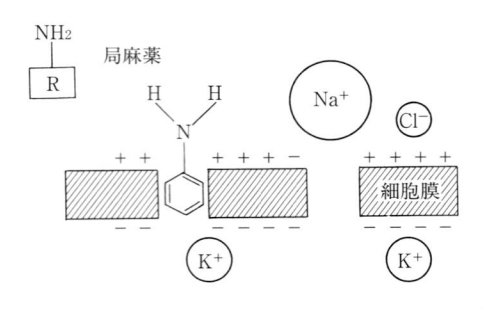

図2-3 神経伝導遮断の模式図(宮崎正夫：臨床麻酔学書(上)，金原出版，東京，1982より改変).

部分が遊離塩基となり拡散し，神経細胞内の陽イオンと結合しNaチャンネル内の受容体に結合し，インパルスの伝導を遮断する(**図2-3**).

局所に炎症があると，pHが低下するため，脂質親和性の遊離塩基ができにくくなり，局所麻酔効果は減弱する．

c．局所麻酔薬の種類(表2-2)

局所麻酔薬は，中間鎖の結合様式によりエステル型($-COO-$)とアミド型($-NHCO-$)に分類される．局所に投与された局所麻酔薬は，血液に取り込まれ，エステル型は血漿中のコリンエステラーゼによって加水分解，アミド型は肝臓で分解される．したがって肝障害のある患者では，アミド型局所麻酔薬の分解は遅延する．なお，すべての局所麻酔薬は血液脳関門，胎盤を容易に通過するため中毒や胎児の発育への影響も考慮する必要がある．

d．血管収縮薬

局所麻酔薬に血管収縮薬を添加することにより，血流への移行が遅れ，局所麻酔薬の局在化が持続し，結果的に局所麻酔薬の効力が増強する．

すなわち，添加の意義としては
（1）局所麻酔薬中毒の予防
（2）効果持続時間の延長
（3）術野の出血量の減少
（4）術野の明視化
（5）貧血帯による麻酔野の推定
などがあげられる．

血管収縮薬にはエピネフリンとフェリプレシンがある．

1）エピネフリン

副腎髄質ホルモンを合成したもので
・末梢血管収縮作用（α-作用）
・心収縮力増加作用（β_1-作用）
・心拍数増加作用（β_1-作用）
・冠血管拡張作用（β_2-作用）
・気管支拡張作用（β_2-作用）
・血糖値上昇作用（β_2-作用）

などの呼吸，循環器系に対し多様な作用を有する．したがって高血圧症，虚血性心疾患，糖尿病などの基礎疾患を有する患者への使用に際しては注意が必要である．

2）フェリプレシン

下垂体後葉ホルモンであるバゾプレシン類似の合成ポリペプチドで，末梢血管収縮作用はエピネフリンより劣る．心筋に対する刺激作用は弱いが，大量で冠血管収縮作用がある．

B．局所麻酔法

a．表面麻酔

皮膚，粘膜の知覚神経終末に局所麻酔薬を塗

表2-2 各種局所麻酔薬の特徴

		効力	毒性	血管拡張能	使用濃度(%) 表面麻酔	使用濃度(%) 浸潤麻酔	使用濃度(%) 伝達麻酔	基準最高用量(浸・伝麻)(mg)	作用発現時間(分)(浸・伝麻)	作用持続時間(時間)(浸・伝麻)	その他
エステル型	コカイン	4	4	なし(血管収縮)	2〜10	—	—	—	1(表面麻酔のみ)	2(表面麻酔のみ)	習慣性あり
エステル型	プロカイン	1	1	最も強い	効果なし	0.5〜1	1〜2	1,000	6〜10	3/4〜1	
エステル型	クロロプロカイン	1.5	0.5	あり	6	2	2	1,000	6〜12	0.5〜0.75	
エステル型	テトラカイン	10	10	あり	1〜2	0.1〜0.2	0.1〜0.2	100	5〜10	2	主に脊椎麻酔用
アミド型	リドカイン	2	1	1	2〜8	0.5〜2	0.5〜2	200(エピネフリン添加では500)	2〜3	1〜1.5	抗不整脈作用
アミド型	プリロカイン	1.5	0.7	0.5	2〜4	0.5〜2	1〜3	400	2〜4	1〜2	メトヘモグロビン形成
アミド型	メピバカイン	2	1	0.8	—	0.5〜2	1〜2	500	1.5〜2	1〜1.5	蓄積作用あり
アミド型	ブピバカイン	8	4	2.5	—	0.125〜0.25	0.25〜0.5	100	2〜5	4〜8	
アミド型	ジブカイン(キノリン誘導体)	15	10〜15	あり	2	0.05〜0.1	0.05〜0.1	40	10〜15	2.5〜3	主に脊椎麻酔用

(中原爽監修, 古屋英毅, 東理十三雄編集:新歯科麻酔学の手びき. P32-33, 学建書院, 東京, 1995より改変)

布したり, 一過性に凍結させて麻痺させる方法である.

1)表面麻酔の適応
- 注射針の刺入部位の麻酔
- スケーリング時の盲嚢部の麻酔
- 表在性の切開の麻酔
- 嘔吐反射の強い患者の口腔内の知覚鈍麻

2)表面麻酔の種類
- 塗布法
- 噴霧法
- 寒冷(表面冷凍)法

3)施行時の注意点
- 作用させる粘膜面をよく乾燥させ防湿する.
- 粘膜からの吸収は比較的速いため必要最小限の量を用いる.
- 味覚に対して苦みがあるため, ロール綿などによる隔離に留意する.

b. 浸潤麻酔

局所麻酔薬を注射により組織に浸潤させ, 知覚神経に直接作用させることにより, 病覚を麻痺させる方法である.

1)浸潤麻酔の適応
- 口腔外科手術(抜歯, 歯槽骨整形, 歯根端切除

表2-3 伝達麻酔の種類と奏効範囲

部位	神経	麻酔範囲
眼窩下孔	眼窩下神経 中上歯槽枝 前上歯槽枝 終枝	上唇，外鼻ならびに鼻粘膜の一部，上顎前歯部唇側歯肉，骨膜，上顎前歯部歯髄，上顎洞前壁
上顎結節	後上歯槽枝	上顎大臼歯歯髄，同部頬側歯肉，骨膜，歯槽骨
大口蓋孔	大口蓋神経	上顎臼歯部口蓋粘膜
切歯孔	鼻口蓋神経	上顎両側前歯部口蓋粘膜，骨膜
下顎孔	（舌神経）	舌前方2/3，舌側歯肉，口腔底粘膜
	下歯槽神経	下顎大小臼歯歯髄（前歯），同部歯槽骨，骨膜，歯根膜，オトガイ部
オトガイ孔	オトガイ神経	下口唇皮膚粘膜，唇側歯肉（前歯，小臼歯）
正円孔	上顎神経	上顎神経支配全域
卵円孔	下顎神経	下顎神経支配全域

術，膿瘍切開など）
・保存，補綴処置（抜髄，有髄歯の切削など）
・歯周処置（知覚過敏歯の歯石除去，歯肉切除術，歯肉剝離掻爬術など）

2）浸潤麻酔の種類

・傍骨膜注射法：骨膜の外側表面に麻酔薬を作用させる．
・骨膜下注射法：注射針の先端を骨膜下まで進め麻酔薬を注入する．

3）浸潤麻酔の注意点

・上顎に比べ下顎骨は皮質骨が多く浸潤麻酔が奏効しにくい．
・歯間乳頭部は痛点分布が少ないため，第1刺入点に適している．
・注入時には強圧を避け緩徐に心掛ける．
・冷却した局所麻酔薬は疼痛を伴うため，室温まで復温し，使用する．

c．伝達麻酔法

走行中の神経のより中枢側に局所麻酔薬を作用させ，その部位より末梢の広範囲にわたる神経支配領域を麻酔する方法である．

1）伝達麻酔の適応

・手術領域が広範囲にわたる場合
・局所に炎症があり浸潤麻酔ができない場合
・形成手術で，浸潤麻酔による術野の変形を避けたい場合

2）伝達麻酔の種類（表2-3）

日常歯科臨床で頻用される伝達麻酔
・下顎孔伝達麻酔（下歯槽神経，舌神経）
・オトガイ孔伝達麻酔（オトガイ神経）
・眼窩下孔伝達麻酔（眼窩下神経）

3）伝達麻酔の注意点

・針先が深部まで達することが多いので，血管内への注入を避けるため，吸引テストを必ず行う．
・麻痺が広範囲に及ぶため，事前に患者に説明し，咬傷や熱傷に注意する．

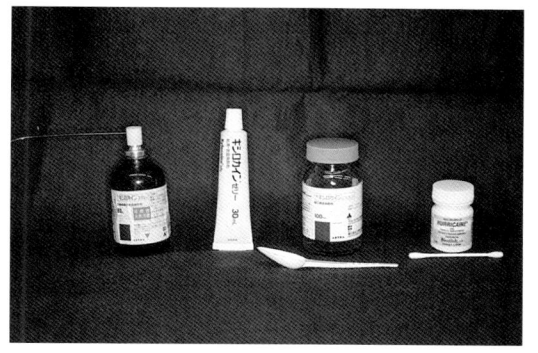

図2-4　市販の表面麻酔薬.
　左からキシロカインスプレー®，キシロカインゼリー®，キシロカインビスカス®，ハリケイン®.

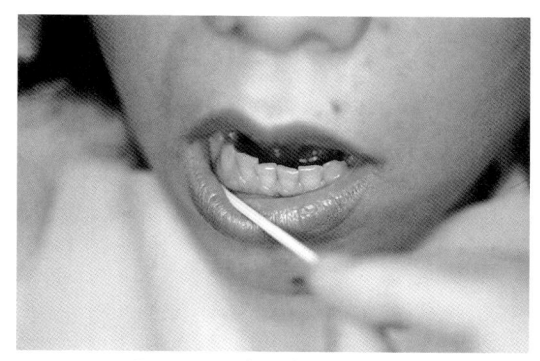

図2-5　表面麻酔の実際.

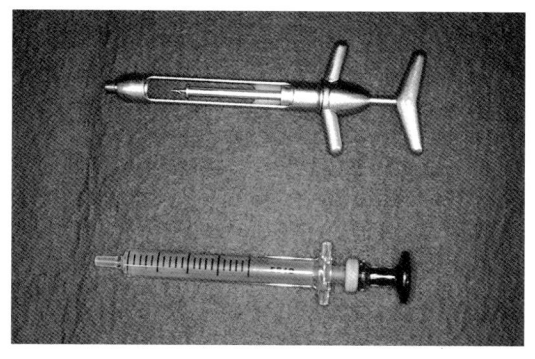

図2-6　注射器の種類.
　上：カートリッジ用注射器，下：ガラス製注射器.

C．局所麻酔の補助，準備する器具・薬剤

a．表面麻酔の臨床

1）準備する薬剤（図2-4）
・キシロカインスプレー®
・キシロカインゼリー®
・キシロカインビスカス®
・ハリケイン®

2）表面麻酔の実際（図2-5）
①常法により口腔内の洗浄と消毒
②当該口腔粘膜の乾燥
③ロール綿やガーゼによる施行部位の隔離
④小綿球，綿棒などによる表面麻酔薬の貼付（2〜4分間）
⑤嘔吐反射の強い患者の口腔内の知覚鈍麻には，キシロカインビスカス®やキシロカインスプレー®を口腔内に含嗽あるいはスプレーする．このとき嚥下させないように注意する．

b．浸潤麻酔の臨床

1）準備する器具・薬剤
（1）注射器（図2-6）
①カートリッジ用注射器
・注射器の先端はネジ込み式になっている．
・プランジャーの先端はモリ形で，カートリッジを保持し，吸引ができる．
・カートリッジの容量が1.8ml，1.0mlのどちらにも対応できるようになっている．
②ガラス製注射器
・外筒（シリンダー）と内筒（プランジャー）からなり，同一の番号がついている．
（2）注射針（図2-7）
①ディスポーザブル歯科用注射針（表2-4）

100　Ⅲ．歯科麻酔学

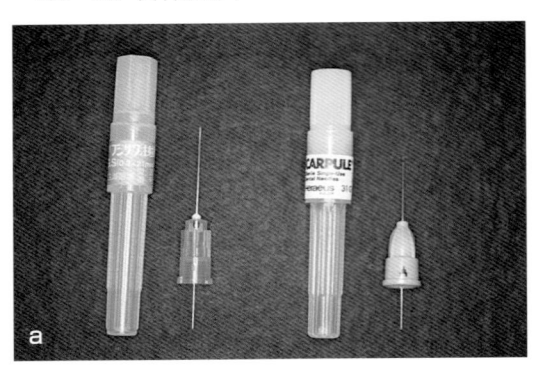

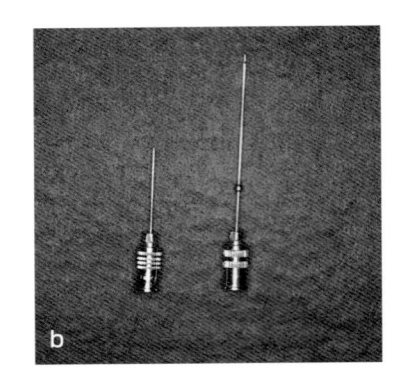

図2-7　注射針の種類．
a：ディスポーザブル歯科用注射針．b：ガラス製注射器用浸潤麻酔針，玉付伝達麻酔針．

表2-4　ディスポーザブル歯科用注射針

種類ゲージ	外径(mm)	針長(mm)	
25G	0.5	21	30
27G	0.4	21	30
30G	0.3	21	25

表2-5　ガラス製注射器浸潤麻酔針

種類	外径(mm)	針長(mm)
1/4	0.4	20
1/5	0.35	18
1/6	0.3	18

表2-6　玉付伝達麻酔針

種類ゲージ	外径(mm)	針長(mm)
23G	0.6	40

②ガラス製注射器用浸潤麻酔針・伝達麻酔針（**表2-5，6**）

2）浸潤麻酔の実際
（1）カートリッジ用注射器（**図2-8，9**）
・左手に注射器を持ちプランジャーをいっぱいに引き，カートリッジを後方から装塡する．
・プランジャーを押して先端のモリをカートリッジのゴムの部分に差し込み，次いでプランジャーを引いてカートリッジ全体が手前に動くことを確認する．
・ディスポーザブル歯科用注射針を装着し，シリンダーのつば元が，術者の示指と中指の間で手掌内へおさまるように手渡す．
（2）ガラス製注射器（**図2-10～13**）
・シリンダーとプランジャーの番号を確認し，スムーズに動くかどうか点検する．

図2-8　カートリッジ用注射器の準備．

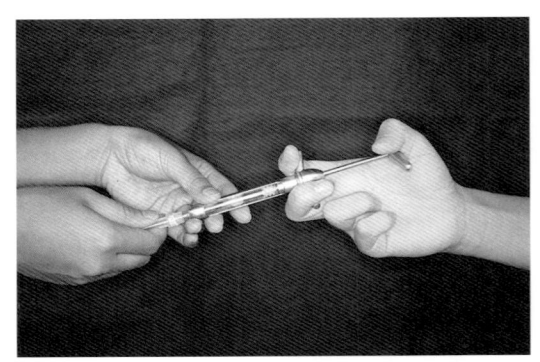

図2-9　カートリッジ用注射器の受け渡し．

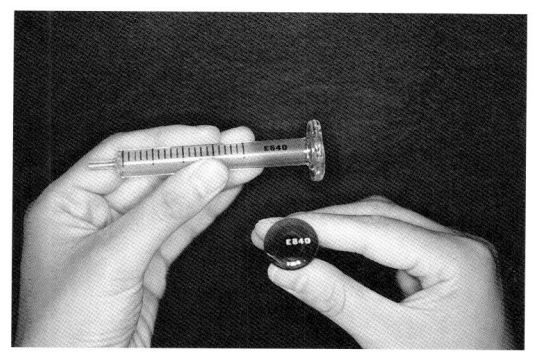

図2-10　ガラス製注射器の受け渡し（1）.

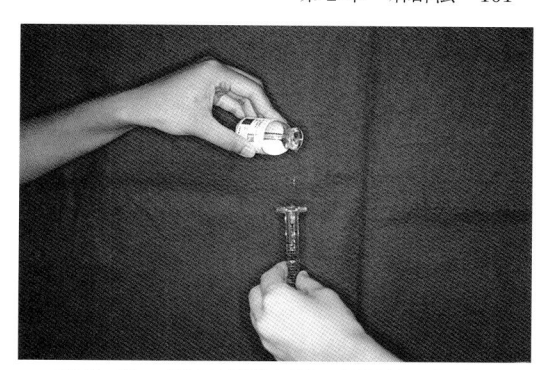

図2-11　ガラス製注射器の受け渡し（2）.

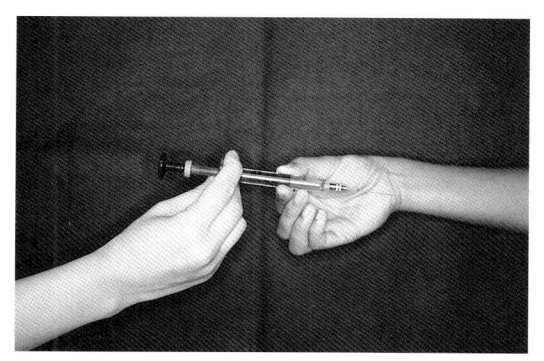

図2-12　ガラス製注射器の受け渡し（3）.

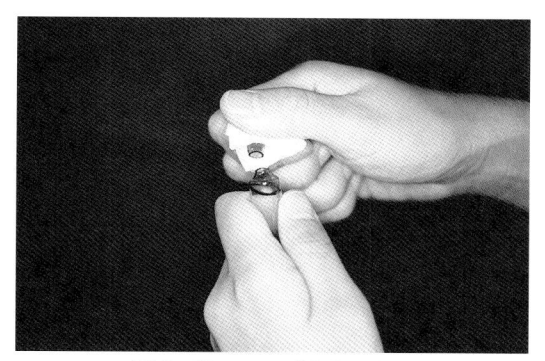

図2-13　アンプルカット.

・注射針を装着し，バイアル瓶から薬液を注射器に滴下する．
・気泡を抜き，針先に触れないように術者へ渡す．
・アンプルからの場合は，イージカッタータイプのものがほとんどなためアンプルカッターは必要ないが，指を損傷しないように注意する．

3）局所麻酔時の一般的注意
・器具，器財，薬液などを清潔に取り扱う．
・使用薬剤の種類，有効期限，濃度，量を確認する．
・血管収縮薬の種類，濃度，量を確認する．
・注射器などを不注意に患者の視野に入れない．
・骨面にあたった針先は，先端が捲れてしまい，組織損傷を招くことがあるので点検する．

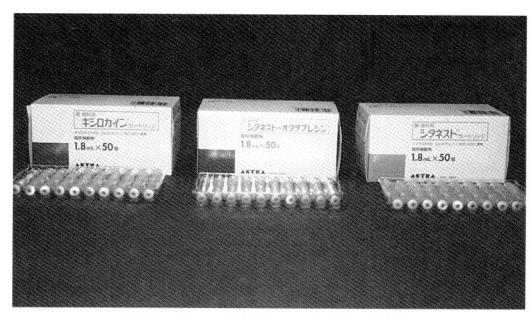

図2-14　市販の局所麻酔薬.

4）市販の局所麻酔薬（図2-14，表2-7）
　市販の歯科用局所麻酔薬，カートリッジを図に示す．

c．伝達麻酔の臨床
＜準備する器具・薬剤＞
　基本的には浸潤麻酔に準ずるが，下顎孔伝達麻酔には玉付伝麻針23G（外径0.6mm，針長40mm）を使用する場合がある（図2-7参照）．

表2-7 歯科で使われる主な局所麻酔注射剤

分類	一般名	添加物	主な商品例(会社名)
エステル型	塩酸プロカイン		オムニカイン(第一)
アミド型	塩酸プロピトカイン	パラオキシ安息香酸メチル	シタネスト(アストラ)
	塩酸プロピトカイン＋フェリプレシン	パラオキシ安息香酸メチル，クロロブタノール	歯科用シタネスト オクタプレシン(アストラ)
	塩酸プロピトカイン＋酒石酸水素エピネフリン	ピロ亜硫酸ナトリウム，パラオキシ安息香酸メチル	歯科用シタネスト カートリッジ(アストラ)
	塩酸メピバカイン＋エピネフリン	ピロ亜硫酸ナトリウム，パラオキシ安息香酸メチル	カルボカインEF(吉富－ヘレウス)
	塩酸リドカイン	パラオキシ安息香酸メチル	キシロカイン(アストラ)
	塩酸リドカイン＋エピネフリン	ピロ亜硫酸ナトリウム，パラオキシ安息香酸メチル	キシロカイン(アストラ)，歯科用キシロカインカートリッジ(アストラ)
	塩酸リドカイン＋酒石酸水素エピネフリン	ピロ亜硫酸ナトリウム，パラオキシ安息香酸メチル	オーラ注カートリッジ(昭和薬化)

使用薬剤に関しては，血管収縮薬の添加されていないものを用いるのが一般的である．

D. 局所麻酔の合併症

a. 神経性ショック

疼痛刺激や驚愕などにより，迷走神経反射が起こり血圧下降，徐脈から脳血流量の減少を招き意識レベルにも変化を及ぼす全身的偶発症である．

1) 原因
歯科治療時の不安，緊張状態における疼痛刺激や視覚，聴覚刺激による迷走神経反射．

2) 症状
(1) 自覚症状
嘔気，悪心，めまい感，視覚異常，手足のしびれ感，胸部圧迫感，呼吸困難感，四肢冷感，不安，意識喪失感．

(2) 他覚症状
顔面蒼白，冷汗，嘔吐，徐脈，脈拍微弱，血圧下降，痙攣，四肢の弛緩，意識消失．

3) 治療
・体位を水平仰臥位にする．
・嘔吐しそうな場合には顔を横に向ける．
・衣服の緊迫をゆるめ，呼吸を楽にする．
・新鮮な空気を深呼吸させる．
・酸素投与．
・意識消失が続くようなら心肺蘇生法に準じた対処を行う．

4) 予防
・歯科治療に対する不安感，恐怖心の解消．
 (信頼関係の確立，精神鎮静法の活用)
・音，臭いなどに対する環境整備．
・表面麻酔などによる疼痛対策．
・患者の全身状態の把握(睡眠不足の有無，疲労感の状態など)．

b. 過換気症候群

さまざまな原因による過換気発作で，動脈血中の炭酸ガス分圧が低下し，呼吸困難感，手指の硬直など多彩な症状を呈する全身的合併症である．

1）原因

　精神的誘因,あるいは疼痛などによって誘発される過換気発作.

　2）症状

　（1）自覚症状

・呼吸困難感
・胸痛,胸部重圧感
・口唇周囲,顔面の麻痺感
・悪心,めまい感
・胃部不快感,腹部膨満感
・不安感,死の恐怖感

　（2）他覚症状

・過呼吸発作(30回／分以上)
・頻脈
・筋硬直,カルパルスパスム(手指の硬直)
・全身痙攣
・意識混濁,意識消失

　3）治療

・息ごらえをさせる
・紙袋などによる呼気再呼吸(**図 2 -15**)
・ジアゼパム,ミダゾラムなどの緩和精神安定薬の投与

　4）予防

・患者との信頼関係の確立
・不安感,恐怖心,緊張などを取り除く
・前投薬あるいは精神鎮静法の併用
　（笑気吸入鎮静法は不適当）

c.局所麻酔薬中毒

　局所麻酔薬の血中濃度の上昇に伴い,中枢神経症状などの種々の中毒症状を呈する偶発症である.

　1）原因

　局所麻酔薬の血中濃度の上昇(リドカインで5 μg/ml以上)

・局所麻酔薬の血管内投与
・高濃度の局所麻酔薬の大量投与,急速投与
・炎症部位への投与

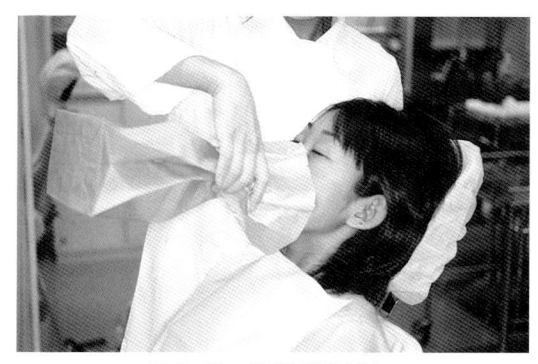

図 2 -15 紙袋再呼吸法.

・肝機能障害患者への投与

　2）症状

　血中濃度が徐々に上昇した場合には,中枢神経の刺激症状が現れ進行すると抑制症状を呈する.

　（1）刺激症状

・不安,多弁,興奮
・悪心嘔吐
・頻脈,血圧上昇
・頸筋,四肢の痙攣,全身痙攣

　（2）抑制症状

・意識消失
・呼吸抑制,呼吸停止,チアノーゼ
・血圧下降,徐脈,心停止

　3）治療

・心肺蘇生法に準じた対処を行う.
　（気道確保,酸素投与,人工呼吸,閉胸式心マッサージなど）
・全身痙攣に対してはジアゼパム,ミダゾラムなどの緩和精神安定薬(鎮静薬),バルビツレート(静脈麻酔薬)を投与する.

　4）予防

・解剖学知識の再確認と吸引テストの励行
・必要最低量の使用
・緩徐な注入を心掛ける.
・全身状態の把握

d. アナフィラキシーショック

異物（タンパク，薬物など）の侵入に対し，産生された抗体による抗原抗体反応の結果，Mast Cellの脱顆粒が起こり，呼吸循環に致命的なダメージを及ぼす極めて重篤な偶発症である．

1）原因
歯科領域で使用されるすべての薬剤，消毒薬が原因となりうる．最近ではゴム製品に対するアナフィラキシーショック（ラテックスアレルギー）の報告もある．

2）症状
多くは数分以内に症状が発現する．
- 皮膚，粘膜の発赤，薬疹，膨疹
- 喘息様発作，気管支痙攣，喉頭浮腫
- 呼吸停止
- 血圧低下，頻脈，不整脈
- 意識消失
- 心停止

3）治療
呼吸器系，循環器系に対する迅速な治療（エピネフリンの早期投与）が予後を左右する．
- エピネフリン，ステロイド，アミノフィリン，抗ヒスタミン薬の静脈内投与
- 気道確保，人工呼吸
- 昇圧剤の投与，閉胸式心マッサージ

4）予防
- 問診を十分に行い，本人ならびに家族におけるアレルギー疾患の有無や薬剤に対する過敏反応の有無を確認する．
- 必要に応じてアレルギー検査を行う．
  （ただし，アナフィラキシー様反応では原因薬物が必ずしも陽性化しないので注意を要する）

e. エピネフリン過敏症

局所麻酔薬に添加されている血管収縮薬のうち，とくにエピネフリンによる頭痛，心悸亢進などの交感神経刺激症状を呈する偶発症である．

1）原因
血管収縮薬として添加されているエピネフリンが引き金になるが，体質としてエピネフリンに過敏な患者やエピネフリンの感受性が高まった患者（高血圧症，甲状腺機能亢進症，褐色細胞腫など），三環系抗うつ薬，MAO阻害薬服用患者で発現しやすい．

2）症状
- 不安，緊張，頭痛，動悸
- 発汗，振せん，眩暈
- 顔面蒼白，呼吸困難
- 血圧上昇，頻脈，不整脈

3）治療
- 血圧が高い場合には体位を半座位にし，降圧薬を投与する．
- ジアゼパム，ミダゾラムなどの緩和精神安定薬（鎮静薬）の投与

4）予防
- 血管収縮薬添加局所麻酔薬の必要最少量の使用
- 他の血管収縮薬添加局所麻酔薬（フェリプレシン添加プリロカイン）の使用

f. メトヘモグロビン血症

大量のアミド型局所麻酔薬の使用により，酸素運搬能のないメトヘモグロビンが発生し，チアノーゼなどが出現する偶発症である．

1）原因
アミド型局所麻酔薬，とくにプリロカインの代謝産物オルトトリジンがヘモグロビンをメトヘモグロビンに変換させる．600mg以上の投与で発現する可能性がある．

2）症状
- チアノーゼ
- 低酸素症

3）治療
- 還元剤メチレンブルー（1～5mg/Kg）の静脈内投与

・アスコルビン酸（2 mg/Kg）の静脈内投与
　4）予防
・最小必要量の局所麻酔薬の使用
・局所麻酔薬の変更

g．その他，局所的偶発症
　1）顔面神経麻痺
　下顎孔伝達麻酔時に，翼突下顎隙後方へ局所麻酔薬を大量に注入した場合に起こる．
　大部分は，局所麻酔薬の効果消失とともに回復する．

　2）視覚障害
　眼窩下孔伝達麻酔や上顎結節の麻酔で，局所麻酔薬が眼窩下裂を通って眼窩に入り，視覚障害が起こる．眼筋が麻痺すると，複視が起こる．多くは一過性で，とくに処置を必要としない．

　3）遷延性知覚麻痺
　注射針による神経損傷や血腫による神経圧迫で知覚麻痺が起こる．多くは自然に回復するが，ビタミン剤や神経賦活剤の投与，低周波治療，星状神経節ブロックなどを必要とする場合がある．

　4）開口障害
　注射針による咀嚼筋の損傷，感染などが原因となる．感染によるものは抗生剤の投与が必要となる．

　5）内出血，腫脹
　粗暴な注射操作による血管損傷が主な原因である．その他，出血性素因や抗凝固薬服用患者に起こることがある．多くは2週間ほどで自然消退するが，感染予防のために抗生剤を投与することもある．

　6）キューンの貧血帯
　血管収縮薬が原因と考えられる一過性の血管攣縮に起因した，皮膚の貧血帯が出現することがある．眼窩下孔や上顎結節への局所麻酔時にみられ，多くは短時間に自然消退する．

　7）感染
　汚染された器具，薬剤の使用，不潔な口腔内や口腔内の不十分な消毒で起こる．
　感染部位の発赤，腫脹，圧痛が特徴的で，抗生剤の投与が必要となる．

　8）潰瘍，壊死
　血管収縮薬の影響や，強圧で麻酔薬を注入した場合に，歯肉や粘膜に潰瘍や壊死を見ることがある．口蓋粘膜や下顎臼歯部歯間乳頭部に好発する．骨面が露出しているような場合には消毒，軟膏の塗布，抗生剤の投与などが必要となる．

　9）誤薬の注射
　局所麻酔薬と他の薬剤（アルコール，消毒薬など）を間違って注射したために起こる偶発症で，薬剤によっては重篤な症状を呈する．

　10）後疼痛
　注射部位の感染，神経損傷，歯肉の壊死などによって局所麻酔後に疼痛の発現を見ることがある．原因に対する処置を行う．

　11）口唇・舌・粘膜の咬傷
　局所麻酔後に麻痺部を噛んでも疼痛がないため，咬傷を起こすことがある．とくに小児では局所麻酔後の咬傷に対し，大人では喫煙時の火傷に対する注意が必要である．

　12）注射針の破折・迷入
　注射針の無理な屈曲や頻回の使用，深部での方向転換などにより破折・迷入が起こる．エックス線で部位を確認し，摘出を行う．

2-2．精神鎮静法

　精神鎮静法とは，患者の意識を消失させることなく，歯科治療に対する不安感や，恐怖心を取り除き，円滑な歯科治療の遂行を目的とした方法である．通常，薬剤を感情，情動などに関係する大脳辺縁系に作用させ，精神的ストレスを緩和させる手段である．

106　Ⅲ．歯科麻酔学

　精神鎮静法は薬剤の投与経路により，吸入鎮静法と，静脈内鎮静法に分類される．

A．吸入鎮静法

　吸入鎮静法には30％以下の笑気が酸素とともに用いられる．

a．笑気（亜酸化窒素）の性状

・常温常圧で気体のガス麻酔薬．
・シリンダーには51気圧で液化されている．
・無色でわずかに甘い香気の無機化合物．
・比重1.54で助燃性を有する．
・体内ではほとんど代謝されない．
・体内の閉鎖腔に貯留する．
・呼吸，循環器系に対する影響は少ない．
・全身麻酔作用は弱い（MAC：105）．
・鎮痛作用を有するが，抜歯や抜髄などの処置には局所麻酔が必要である．

b．笑気吸入鎮静器

1）持続流出型吸入鎮静器（図2-16）

　設定された笑気と酸素が，持続的に流れるタイプで，最も普及している．笑気濃度があらかじめ決まっているもの（アネソキシン30®）や，0～70％まで調節可能なもの（サイコリッチ®）がある．

2）間欠流出型吸入鎮静器

　患者の吸気運動により鼻マスクが陰圧になったとき，混合ガスが流れるタイプ．

c．笑気吸入鎮静法の適応と非適応患者

1）適応患者

・歯科治療に恐怖心や不安感をもっている患者
・神経質な患者
・過去の歯科診療時に神経性ショック（脳貧血様発作）あるいは疼痛性ショックの既往を有する患者
・心疾患，糖尿病疾患などの基礎疾患を有し，ストレスを可及的に軽減したい患者
・異常絞扼反射のため口腔内の処置が不可能な患者

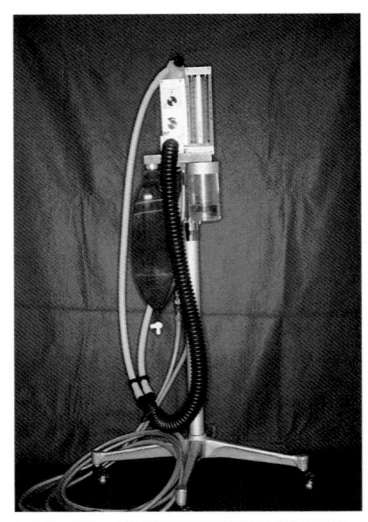

図2-16　持続流出型吸入鎮静器．

2）非適応患者

・術者の指示に従わない非協力的な患者，あるいは不随運動などで，術者の指示に従えない患者
・鼻閉，口呼吸の患者
・気胸，中耳炎など体内に閉鎖腔疾患を有する患者
・上気道感染，肺疾患など呼吸器疾患を有する患者
・妊娠初期の患者（催奇性の問題）
・歯科治療より治療が優先する重篤な全身疾患を有する患者
・てんかん，ヒステリー，過換気症候群患者ではときに発作の誘因になることがある．

d．鎮静法の至適鎮静度（図2-17）

　笑気吸入鎮静法における患者の至適鎮静度は，Guedelのエーテル麻酔における麻酔深度の第Ⅰ期にあたり，その中でArtusioが第1相から3相に分類した第1，2相に相当する．

　この時期では，患者は心身ともにリラックスし，術者の指示にもよく従い，歯科治療に対す

Guedel	第Ⅰ期			第Ⅱ期（興奮期）
Artusio	第1相	第2相	第3相	
Langa	relative analgesia		total analgesia	
	（鎮静適期）		（鎮静過剰期）	

図2-17　鎮静法の至適鎮静度（表）．

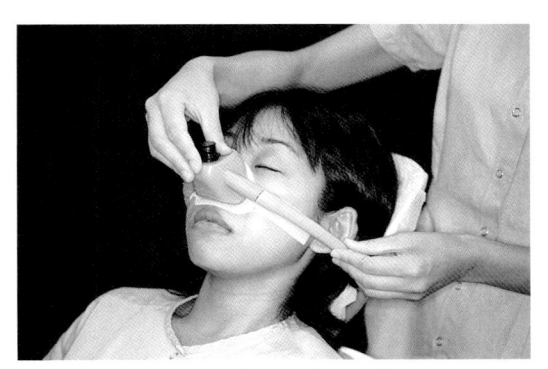

図2-18　鼻マスクの装着．

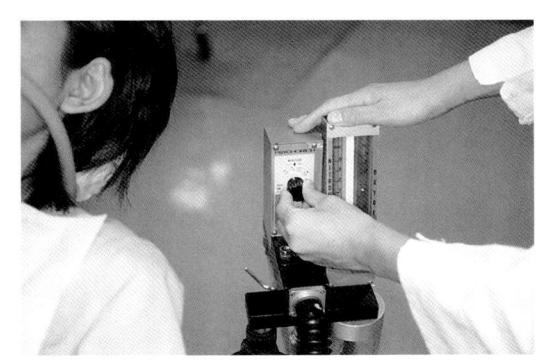

図2-19　笑気濃度を上げる．

る恐怖感や不安感は消失している．さらに笑気濃度を上げていくと，意識がなくなり興奮状態を呈する，いわゆる興奮期へ移行する．

e．笑気吸入鎮静法の補助

＜持続流出型サイコリッチ®の場合＞

1）処置前に問診を行い全身状態を確認する．食事の制限は必要ないが，食直後は避ける．

2）血圧計を装着し，血圧測定，脈拍数，呼吸数などバイタルサインの測定を行う．

3）患者を処置内容に適した体位にし，鼻マスクを装着し，呼吸の状態を確認する．このとき，必要ならばネーザルパッド®を併用する（図2-18）．

4）純酸素の吸入（6～8 l/min）から，術者は患者の状態にあわせ徐々に笑気濃度を上げていく．通常は笑気濃度は30％以下で至適鎮静状態が得られる（図2-19）．

5）治療が終了すると同時に笑気の供給を止め酸素のみにする．

6）患者の表情，会話などから鎮静状態からの回復を確認する．多くは5～10分で回復し，30分くらいの休憩でふらつきがなく自立可能となり，帰宅させることができる．

B．静脈内鎮静法

緩和精神安定薬などを静脈から直接投与することにより，鎮静状態を得ようとする方法．

a．静脈内鎮静法で使用される薬剤（図2-20）

1）ジアゼパム（ホリゾン®，セルシン®）

・ベンゾジアゼピン誘導体の緩和精神安定薬
・海馬，扁桃核などの大脳辺縁系のGABA受容体に作用，cyclic-AMPの阻止薬である．
・脊髄反射を抑制することにより筋の緊張を緩解，筋痙攣を抑制する．

108　Ⅲ．歯科麻酔学

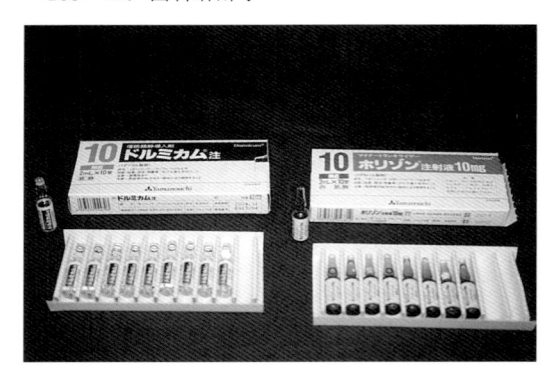

図2-20　ジアゼパム，ミダゾラムのアンプル．

- 0.2～0.3mg/Kgの投与量で鎮静作用と健忘効果が得られ，約40分間持続する．
- 分解は肝で脱メチル化されグルクロナイド抱合体として尿中に排泄される．
- 水に不溶性で，静脈内投与時に血管痛が認められる．

　2）ミダゾラム（ドルミカム®）
- ベンゾジアゼピン誘導体の緩和精神安定薬で，受容体への親和性はジアゼパムの2倍で，作用の発現は速いが，作用時間は短い．
- 0.05～0.075mg/Kgの投与量で鎮静作用と健忘効果が得られ，約30分間持続する．

（付）ベンゾジアゼピン拮抗薬
- フルマゼニル（アネキセート®）
　ベンゾジアゼピン系薬剤の過剰な鎮静の解除および呼吸抑制の改善に用いる．

b．静脈内鎮静法の適応と禁忌症
　1）適応症
　基本的には笑気吸入鎮静法と同様である．
- 歯科治療に恐怖心や不安感をもっている患者
- 神経質な患者
- 過去の歯科診療時に神経性ショック（脳貧血様発作）あるいは疼痛性ショックの既往を有する患者
- 心疾患，糖尿病疾患などの基礎疾患を有し，ストレスを可及的に軽減したい患者
- 異常絞扼反射のため口腔内の処置が不可能な患者

　2）禁忌症
- 妊娠初期の患者（催奇性の問題）
- 妊娠後期の患者（新生児への影響）
- 歯科治療より治療が優先する重篤な全身疾患を有する患者
- 薬剤に対し，アレルギー反応のある患者
- 薬剤の効力上問題のある疾患
　急性狭隅角緑内障，重症筋無力症など

c．静脈内鎮静法に必要な器具機材（図2-21，22）
- 点滴セット
- 翼付静脈留置針（22G～21G）
- 注射器
- 駆血帯
- 薬剤
- バイトブロック
- 吸引器
- 人工呼吸用マスク，バッグ
- 各種モニター（血圧計，心電図計，経皮的酸素飽和度計など）

d．静脈内鎮静法によく用いられる静脈
　橈側皮静脈，正中皮静脈などがよく用いられる（図2-23）．

e．静脈内鎮静法の補助
　1）処置前に問診を行い全身状態を確認する．食事制限は処置2時間ぐらい前から行ったほうが安全である．
　2）当日の服装は軽装で，身体を締めつけるような服装は避ける．
　3）各種モニターを装着し，血圧測定，脈拍数，呼吸数，経皮的酸素飽和度などバイタルサインの測定を行う．
　4）患者を処置内容に適した体位にし，静脈確保に必要な器具機材の準備をする．
　5）静脈内鎮静法施行中，患者の状態を観察する．至適鎮静状態では上眼瞼が下垂するベリ

第 2 章　麻酔法　109

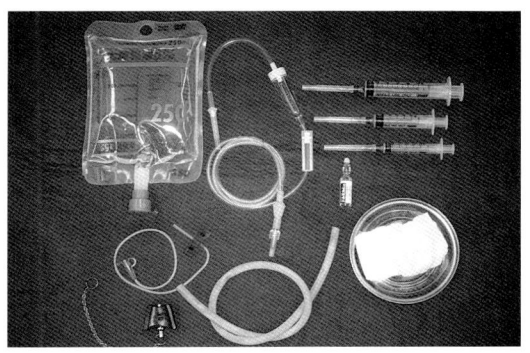

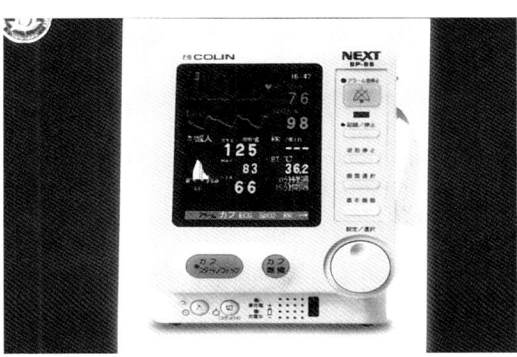

図 2 -21　静脈内鎮静法に必要な器具機材.

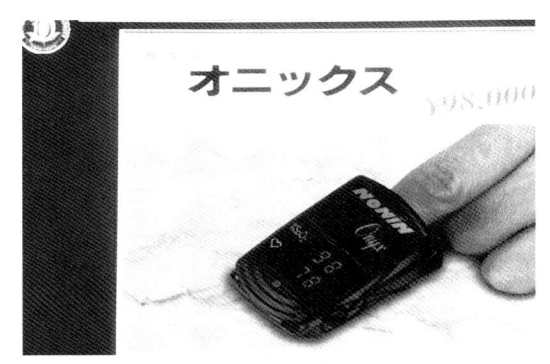

図 2 -22　各種モニター(血圧計,心電図計,経皮的酸素飽和度計など).

橈側皮静脈
尺側皮静脈
尺側正中皮静脈
尺側皮静脈
橈側皮静脈
背静脈弓
尺側皮静脈
背側中手静脈
橈側皮静脈
正中皮静脈
手背の皮静脈
前腕の皮静脈

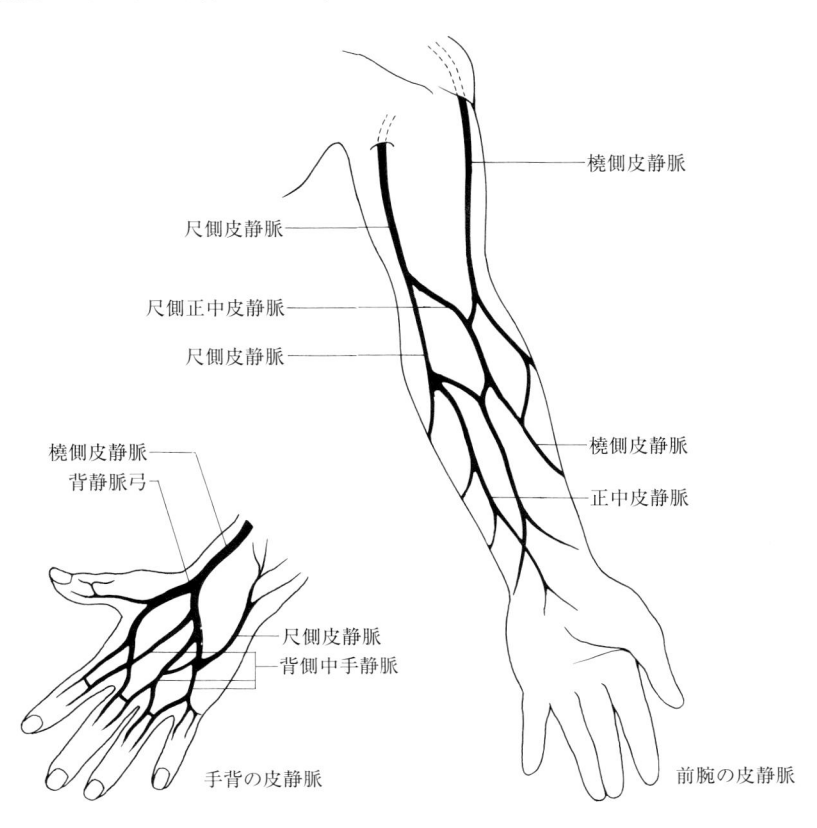

図 2 -23　上腕の静脈.

110　Ⅲ．歯科麻酔学

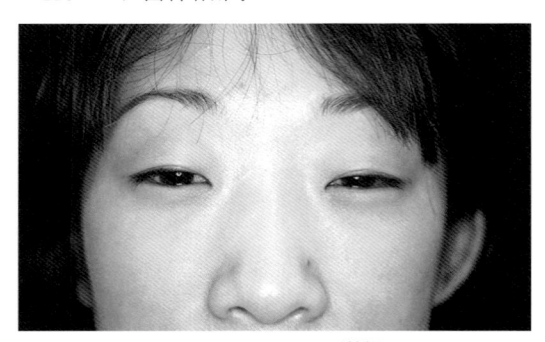

図2-24　ベリルの徴候．

ル（Verril）の徴候が認められる（図2-24）．

6）術後帰宅時には保護者の付き添いが必要なので，あらかじめその旨を説明し，確認しておく．

7）帰宅後は，自動車の運転，機械の操作，責任ある重要な仕事は避けさせる．また，当日の飲酒，入浴は禁止させる．

2-3．全身麻酔法

全身麻酔とは麻酔薬を中枢神経に作用させて，患者の意識消失，無痛状態，筋肉の弛緩などを得る方法である．患者の意識がなくなるため，本来生体に備わっている嚥下反射，咳嗽反射などの防御反射も消失するため誤嚥，誤吸引などの危険が伴う．Guedelは，エーテル麻酔時の患者の徴候から麻酔深度表を表わした．観察項目は，呼吸，瞳孔の大きさ，眼球運動，眼瞼反射などで，第Ⅰ期から第Ⅳ期まで分類，全身麻酔の手術期は第Ⅲ期の1相から2相に相当する（図2-25）．

A．全身麻酔の種類

薬剤の投与経路により以下の種類がある．

1）吸入麻酔

麻酔ガスを肺胞から血液に移行させ，中枢に運ばれて麻酔作用を発現する．臨床で最も用いられる方法である．

2）静脈麻酔

静脈内に直接薬剤を投与し，それが中枢において麻酔作用を発現する．麻酔の導入や最近で

	第Ⅰ期（無痛期）	第Ⅱ期（興奮期）	第Ⅲ期（手術期） 1相	2相	3相	4相	第Ⅳ期（麻痺期）
意識	覚醒，聴覚は最後まであり，痛覚は鈍麻する 大脳皮質の麻痺が始まる	意識（−）興奮状態 種々の反射 大脳皮質の麻痺が強い	（−）視床その他の皮質下核，および脊髄の麻痺	（−）	（−）	（−）	（−）延髄の麻痺 心停止
呼吸形式 胸式/腹式							（−）
眼球運動	随意	（卌）	（＋）	（−）	（−）	（−）	（−）
瞳孔	●	●	●	●	●	●	●
眼の反射	（＋）	眼瞼反射（−）			対光反射（−）		（−）
嚥下反射		（＋）	（−）				
筋緊張	＋　＋	卌　卌	卌	＋	＋	−	−

図2-25　麻酔深度（古屋英毅ほか：新歯科麻酔学の手びき，学建書院，東京，1995より引用）．

は，手術室汚染対策法として脚光を浴びつつある．

3）筋肉麻酔

筋肉内に投与された薬剤が血液に移行し，それが中枢において麻酔作用を発現する．

吸入麻酔や静脈麻酔にくらべ，時間がかかり，効果が一定ではない．

4）直腸麻酔

直腸から投与された薬剤が血液に移行し，それが中枢において麻酔作用を発現する．

小児などに応用されるが，一般的ではない．

B. 全身麻酔薬

a. 吸入麻酔薬

常温常圧で液体のもの（揮発性麻酔薬）と常温常圧で気体のもの（ガス麻酔薬）がある．

1）セボフルラン（セボフルレン®）

- エーテル族，MAC1.71の揮発性麻酔薬．
- 血液／ガス分配係数0.63で導入覚醒が速い．
- 気道刺激性は弱く，気管平滑筋を弛緩させる．
- 引火爆発性はない．
- 心筋のエピネフリンに対する感受性を高める作用が弱いため，併用が可能である．
- 生体内代謝率2％以下，末梢血管抵抗の減少による血圧低下が認められる．

2）イソフルラン（イソフルレン®）

- MAC1.15，生体内代謝率0.2％以下の揮発性麻酔薬．
- 血液／ガス分配係数1.4で導入覚醒が速い．
- 軽度の気道刺激性あり．
- 心筋のエピネフリンに対する感受性を高める作用が弱いため，併用が可能である．
- 心拍数は増加するが心筋収縮力を抑制するため，心拍出量は変化しない．
- 冠血管拡張作用と末梢血管拡張作用を有し，血圧は下降する．

3）ハロセン（フローセン®）

- MAC0.75，血液／ガス分配係数2.3の揮発性麻酔薬．
- 麻酔の導入，覚醒は速い．
- 心筋のエピネフリン感受性を高め，不整脈が発生するため併用はできない．
- 脳血管を拡張し，脳圧を上げる．
- 心筋，末梢血管の直接抑制，循環中枢の抑制により，心拍出量減少，血管拡張により血圧は低下する．
- 気管支平滑筋を弛緩させるため気管支は拡張する．
- 短期間の反復投与で肝障害があらわれることがある．

4）笑気（亜酸化窒素）

- MAC105，血液／ガス分配係数0.47のガス麻酔薬．
- 導入，覚醒は速い．
- 麻酔作用は弱いため単独で用いられることはなく，多くは揮発性麻酔薬と併用される．
- 生体内ではほとんど代謝されない．

（付）MAC：minimum alveolar concentration；最小肺胞濃度

疼痛刺激を与えて50％の患者が体動などの逃避反応を起こさないときの肺胞濃度の値．この数値が小さければ強力な麻酔薬となる．

（付）血液／ガス分配係数

吸入麻酔薬が血液にどれくらい溶けやすいかを表わしたもので，この数値が大きいと溶け込んで平行状態に達するまで時間がかかるため，麻酔の導入，覚醒は遅れる．

b. 静脈麻酔薬

1）バルビツレイト，バルビタール酸化合物

- 全身麻酔の導入や小手術に用いられる．
- 中枢神経系に作用し，催眠，鎮静作用を表わす．
- 呼吸中枢を抑制する．

III．歯科麻酔学

- 迷走神経を緊張させるため，喉頭痙攣，気管支痙攣を誘発しやすい．
- 鎮痛作用はほとんどないので局所麻酔か鎮痛薬を併用する．
- 脳酸素消費量を減少させ，脳保護作用がある．
- 抗痙攣作用がある．

2）プロポフォール

- フェノール誘導体の導入覚醒が極めて速い（バルビツレートの2倍）新しい麻酔薬．
- 水に不溶のため大豆油に溶解したpH7.0～8.5の白色の乳濁液．
- 半減時間が短く（50分）蓄積作用が少ない．
- 脳圧，眼圧を下降させる．
- 呼吸，循環系を抑制する．
- 鎮痛作用はほとんどないので局所麻酔か鎮痛薬を併用する．
- 注入時に血管痛を生じることが多い．
- 妊婦，3歳以下の小児に対する安全性は確立されていない．

3）塩酸ケタミン

- 視床，新皮質は抑制されるが，網様体賦活系，大脳辺縁系は賦活され解離が起こる．
- 強力な鎮痛作用を有する．
- 夢や幻覚を見ることがある．
- 交感神経を刺激し，心拍数，心拍出量を増加させ，血圧を上昇させる．
- 脳血流量は増加し，脳圧，脳酸素消費量は上昇する．
- 唾液分泌は亢進するが，喉頭反射は比較的保たれる．

4）ペンタゾシン

- 非麻薬性鎮痛薬，鎮痛作用はモルヒネの1/3．
- 呼吸抑制作用あり．
- 大量で血圧上昇，頻脈．

5）フェンタニール

- 強力な麻薬性鎮痛薬（モルヒネの50倍）．
- 作用時間は30～60分．
- 呼吸抑制が強く，喉頭反射も抑制される．
- 急速静注で，鉛管現象（筋強直）が起きることがある．
- 縮瞳と気管支収縮作用がある．

c．麻酔補助薬

1）筋弛緩薬

骨格筋の神経・筋接合部に作用して，神経から筋への刺激伝達を遮断することにより，筋肉の弛緩を得る薬剤をさす．作用機序により，脱分極性筋弛緩薬と，非脱分極性筋弛緩薬に分けられる．

①脱分極性筋弛緩薬（サクシニルコリン）
- 筋の線維束収縮後に筋弛緩が得られる．
- 静注後30秒～1分で作用が発現し，約5分間持続する．
- 脳圧，眼圧，胃内圧を上昇させる．
- 乳幼児に反復投与すると徐脈が認められる．
- 投与後に筋肉痛が認められることがある．

②非脱分極性筋弛緩薬（パンクロニウム，ベクロニウム）
- 作用発現には数分要し，持続時間はパンクロニウムが約40分，ベクロニウムは20～30分．

2）ニトログリセリン

- 冠血管拡張作用，血管平滑筋弛緩作用などにより血圧が低下するため，低血圧麻酔に用いられる．

C．術前の患者管理

a．長期連用薬

1）ステロイド薬

副腎皮質の機能不全が疑われるので，術前にステロイドを投与する（ステロイドカバー）が必要になる．

2）抗うつ薬（三環系抗うつ薬，MAO阻害薬）

全身麻酔中高血圧発作を起こすことがあるので，術前2週間前から休薬させる．

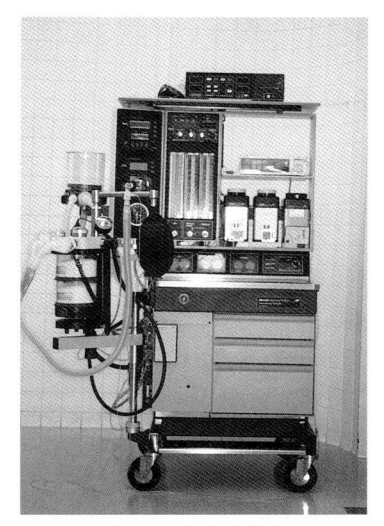

図2-26　全身麻酔器．

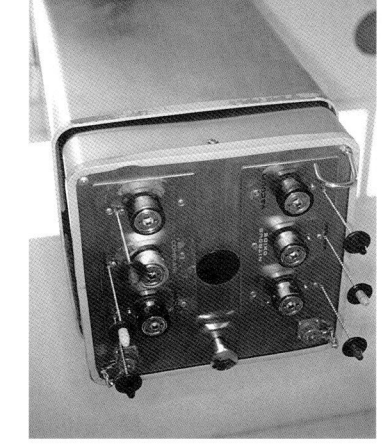

図2-27　中央配管方式．

3）抗凝固薬

脳梗塞，心筋梗塞，心房細動などの患者が長期に渡って服用している場合がある．術中の出血に注意する．減量や休薬を内科主治医と検討する．

b．禁飲食

全身麻酔中の逆流や嘔吐を予防するため成人では術前8時間前より，禁食，禁飲水とする．乳幼児では術前6時間前より禁食とし，2～3時間前に砂糖水を与え，脱水に対処する．

c．前投薬

全身麻酔の導入，維持を安全かつ円滑に遂行するために，必要に応じて睡眠薬，鎮静薬，鎮痛薬などを術前に投薬すること．

1）目的
- 鎮静，催眠，基礎代謝の低下
- 有害な自律神経反射の予防
- 気道分泌抑制
- 疼痛閾値の上昇

2）使用薬剤
- 鎮静，催眠，基礎代謝の低下（ジアゼパム，ミダゾラム，トリアゾラム）
- 有害な自律神経反射の予防，気道分泌抑制（アトロピン，スコポラミン）
- 疼痛閾値の上昇（ペンタゾシン，フェンタニール）

D．全身麻酔の補助

a．患者の移送

麻酔の導入に際し，義歯，時計，指輪などをはずし，マニキュア，口紅などを拭き取る．

b．全身麻酔に必要な器具・器材

1）全身麻酔器（図2-26）

閉鎖循環式回路の麻酔器が使用される．

①ガス供給部：中央配管方式（図2-27）あるいはガスボンベから供給される．

②流量計（図2-28）：ガスの流量を示す装置（l/min）

③気化器（図2-28）：揮発性麻酔薬をガス化させるための装置で薬剤専用のものが使用される．

④キャニスター（図2-29）：内部に炭酸ガス吸収剤ソーダライムが入っており，呼気中の炭酸ガスを吸収する．

114　Ⅲ．歯科麻酔学

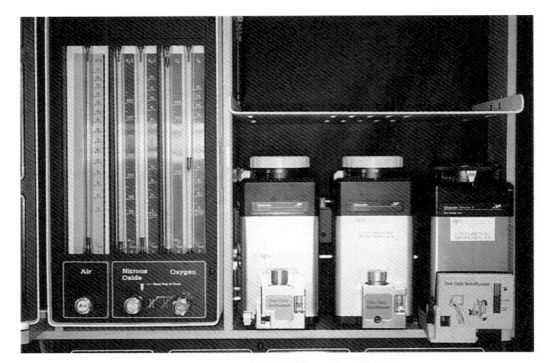

図2-28　流量計，気化器．

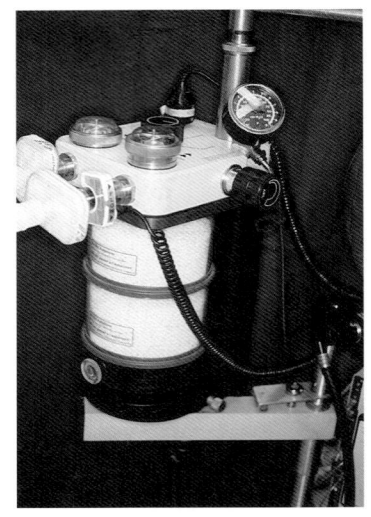

図2-29　キャニスター．

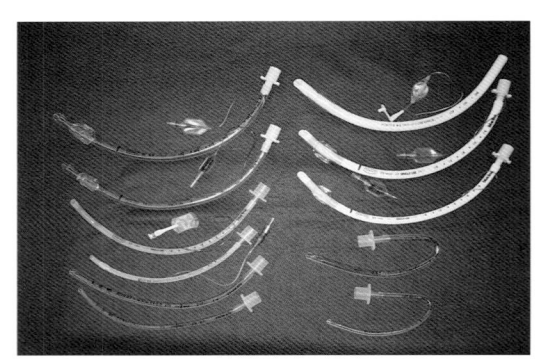

図2-30　気管内チューブ．

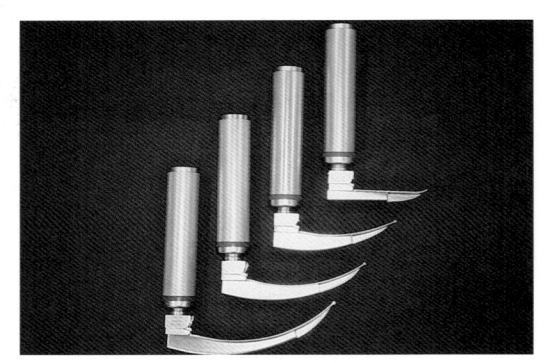

図2-31　喉頭鏡．

2）気管内チューブ（図2-30）

気管内麻酔に用いられるチューブで，各種サイズと経口用，経鼻用がある．ポーテックスやラテックスなどの合成樹脂製で，成人用にはカフがついている．

3）喉頭鏡（図2-31）

気管内チューブを気管内に挿管するときに喉頭を展開させる器具で，ブレードとハンドル部分からなり，ブレードの先端には光源があり，視野を明確にしている．ブレードの形態によりマッキントッシュ型とL型（直型）がある．

4）ガスボンベについて

①酸素ボンベ（図2-32）：黒色のボンベに気体のまま高圧で充塡されている．圧力計がついており，内容量と圧力計の比は一致する．酸素投与する場合には加湿器をつける．

②笑気ボンベ（図2-32）：ボンベの色は灰色または灰色と一部青色で，液体として充塡されている．そのため内容量は重量で知ることができる．

c．術中・術後の補助

1）輸液の準備

①輸液瓶のカバーをはずし，輸液セットのローラークレンメを完全に閉め導入針を差し込む（図2-33）．

②点滴筒を指で圧し，半分程度液を満たす

第2章 麻酔法　115

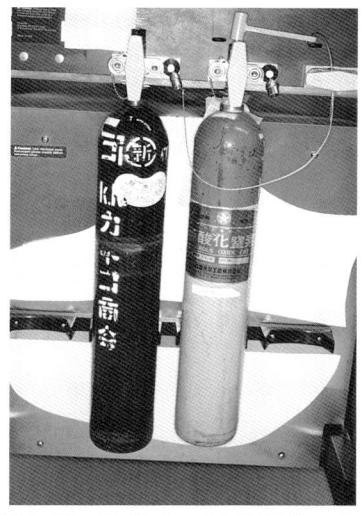

図2-32　酸素ボンベと笑気ボンベ．

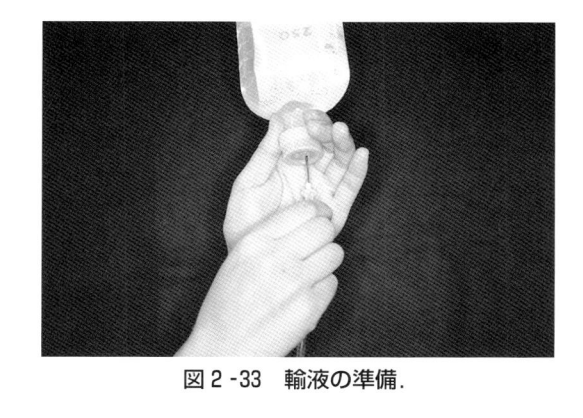

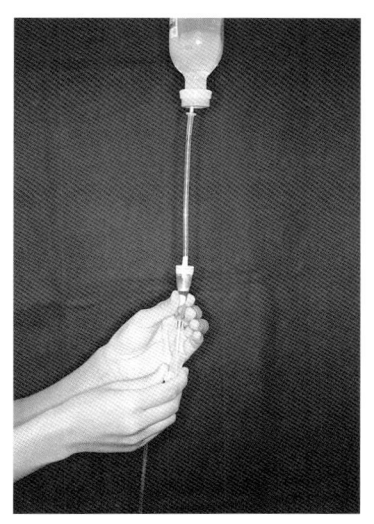

図2-33　輸液の準備．

図2-34　輸液の準備．

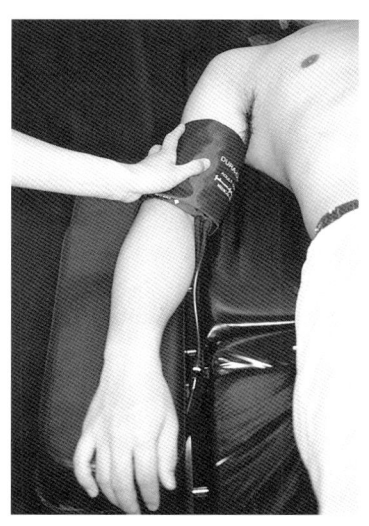

図2-35　血圧計の装着．

(図2-34)．
　③ルートを液で満たし，気泡を取り除く．
　2）各種モニターの装着
　①血圧計(**図2-35**)：非観血的血圧計を装着し，定期的(導入時は1分ごと，それ以外は5分毎と必要に応じて)に測定する．
　②心電計(**図2-36**)：全身麻酔中の心臓の刺激生成・伝導系の異常，虚血の有無などを調べるためモニターする．胸部誘導，四肢誘導など

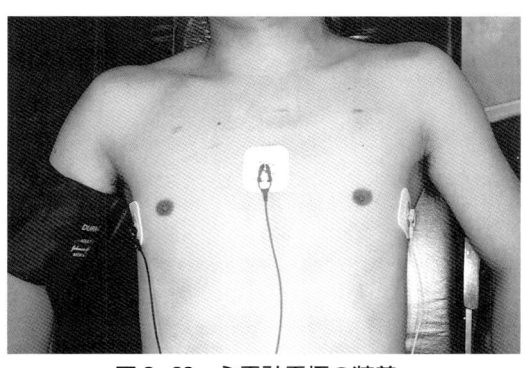

図2-36　心電計電極の装着．

116　Ⅲ．歯科麻酔学

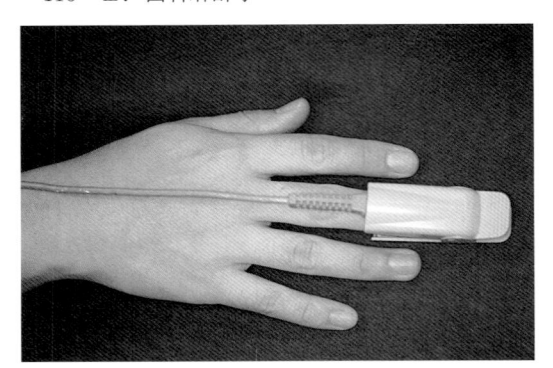

図2-37　パルスオキシメーターの装着．

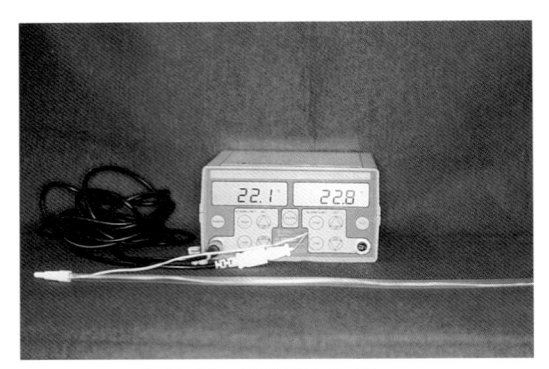

図2-38　食道温センサー．

必要に応じて電極を装着する．

③経皮的酸素飽和度計(パルスオキシメーター)(図2-37)：ヘモグロビンと酸素の飽和状態を％表示したもので，呼吸状態の観察に適している．

④体温(深部温)(図2-38)：食道温，直腸温，膀胱温などの深部温を測定する．悪性高体温の早期発見や覚醒遅延に有効なモニターである．

E．外来全身麻酔

施術当日来院し，十分な回復を確認後，その日の内に帰宅させる方法で，術前検査はあらかじめ済ましておく必要がある．入院することによる環境変化の回避や，経済的負担の軽減などの利点がある．

a．適応症

1) 全身状態が良好で，処置時間が比較的短時間(2時間以内)，出血量の少ない症例．
2) 治療に協力できない患者．
3) 局所麻酔薬にアレルギーのある患者．
4) 局所麻酔では対処できない部位あるいは範囲の手術．
5) 集中治療例．

b．禁忌症

1) 出血量が多く，手術侵襲の大きな症例．
2) 処置時間が長時間を要する症例．
3) 全身的合併症を有する患者．
4) 術後の帰宅に付き添いがいない，あるいは一人住まいの患者．

c．外来全身麻酔の実際

1) 当日術前の禁飲水，禁飲食の確認をする．
2) 前投薬は覚醒遅延を避けるため，アトロピンのみを使用．
3) 導入，維持は通常どおり．
4) 手術終了後，回復室にて監視する．

d．帰宅判定

1) 呼吸・循環機能が術前の状態まで回復していること．
2) 意識，判断，運動機能が術前まで回復していること．
3) 経口摂取が可能で，嘔吐がないこと．
4) 排尿に支障がないこと．

以上の条件を満たし，責任の持てる付き添い人が伴い，帰宅後にも引き続き監視できる人がいることが帰宅の条件となる．また，帰宅当日は禁酒，禁入浴の徹底，自動車などの機械操作は避け，危険な仕事や重要な決定も行わないように指示する．

第3章
救急蘇生法

　救急蘇生法とはなんらかの原因により死に至った，あるいはそのままの状態では死に至る患者に対し，的確，迅速な処置を施行することにより，脳，呼吸と循環の機能を回復させ，日常生活に支障のない状態を確保する方法である．

3-1．一次救命処置

　米国心臓病学会の basic life support に相当し，特殊な器具や薬剤を使用せず，徒手にて気道確保，人工呼吸，心マッサージを行う．まず，呼びかけて意識の状態を確認，その後呼吸の状態，脈拍の状態を確認する．
　呼吸停止，心停止が確認されたならば速やかにA．B．C．の手順で蘇生を開始する．

　A：気道確保　Airway
　B：人工呼吸　Breathe
　C：心マッサージ　Circulate

A．気道確保　Airway

　空気の通り道，すなわち口鼻から咽頭，喉頭，気管，気管支，肺胞までの経路を空気が支障なく通過できるようにすることが気道の確保である．

a．気道閉塞の原因
　1）意識消失
　なんらかの原因で脳血流量が減少し，意識消失が起こると，下顎挙上筋群が弛緩し，舌根が沈下し，咽頭後壁の部分で気道閉塞が起こる．
　2）異物による気道閉塞
　印象材，義歯など口腔内で用いられるすべてのものが気道閉塞の原因となりうる．

b．気道閉塞の対処法
　1）意識消失による場合
　閉塞している舌根部を持ち上げ開通させる．
　①頭部後屈－あご先挙上法（**図3-1**）
　②下顎挙上法（**図3-2**）

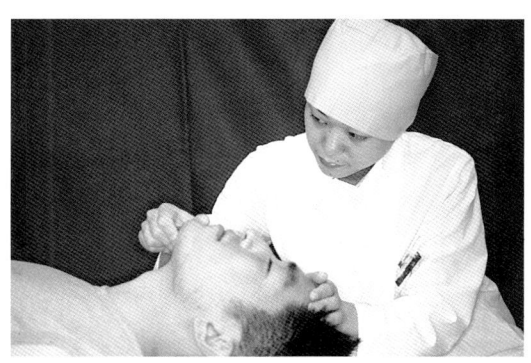

図3-1　頭部後屈－あご先挙上法．

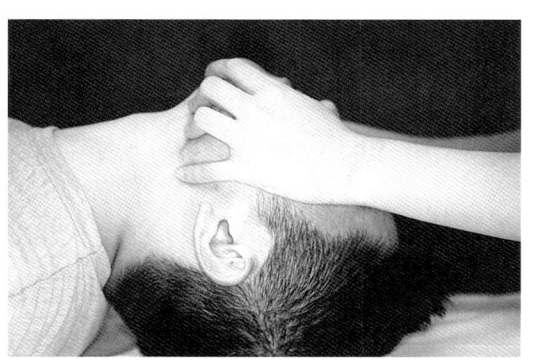

図3-2　下顎挙上法．

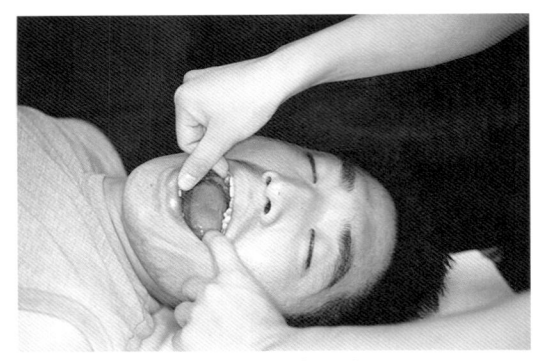

図3-3　指交叉法．

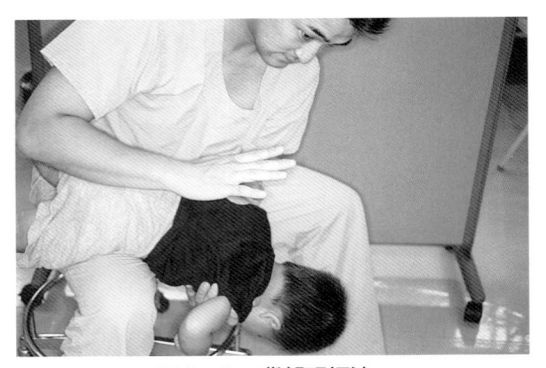

図3-4　背部叩打法．

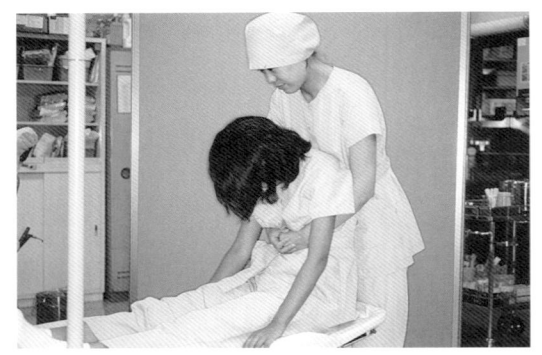

図3-5　Heimlich法．

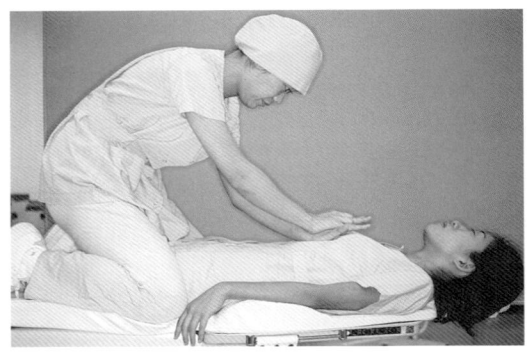

図3-6　Heimlich法．

2）異物による気道閉塞

①指交叉法で開口させ，取り除けるものは可能な限り手指で取り除く（図3-3）．

②乳幼児の場合はうつむけにして背部を叩打する（図3-4）．

③成人の場合にはHeimlich法を行う．これは腹部を圧迫することにより胸腔内に陽圧を生じさせ，異物を排出する方法である（図3-5，6）．

B：人工呼吸　Breathe

呼吸が停止しているか，あるいは著しく少ない換気量の場合，呼気を吹き込むことによって，生体に必要な酸素を供給する方法である．

人の呼気中には16〜18％の酸素が含まれており，これを吹き込むことにより，患者のヘモグロビンの80％以上は酸素化され，生命を維持することができる．

a．呼気吹き込み法の種類

1）口・口人工呼吸法

救助者の口で患者の口を被い，呼気を吹き込む方法．800〜1,200mlの呼気量を1.5〜2秒かけて吹き込む．

2）口・鼻人工呼吸法

救助者の口で患者の鼻を被い，呼気を吹き込む方法．開口障害や口腔内に損傷がある場合に適している．

3）口・口鼻人工呼吸法

救助者の口で患者の口と鼻を被い，呼気を吹き込む方法．患者が乳幼児の場合に適している．

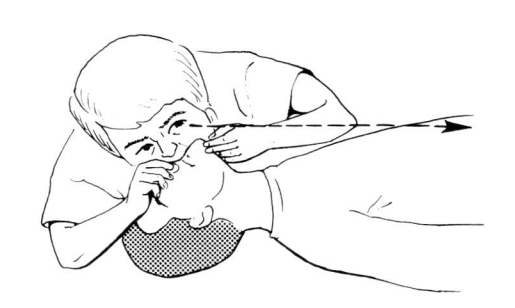

図3-7　呼気吹き込み人工呼吸(1).
　呼気を吹き込むことにより, 患者の胸部が上昇することを目で確認する.

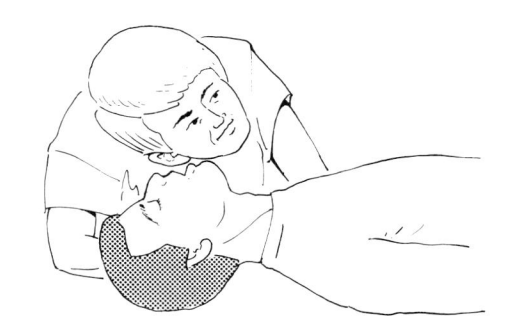

図3-8　呼気吹き込み人工呼吸(2).
　吹き込んだ後, 患者の呼気を耳で確認し, 再呼吸しないようにする.

b. 呼気吹き込み法施行時の注意点
　　（図3-7, 8）
・吹き込むときに, 気道が十分確保されていることを確認する.
・吹き込みにより患者の胸郭が上昇するのを目で確認する.
・吹き込んだ後は素早く口を離して患者の呼気を吸わないようにする.
・患者の呼気は肋骨の弾性により自然に行われる.
・吹き込む量が多すぎたり, 気道の確保が十分でないと空気が胃に流入し, 胃内容物の逆流を招く.

C：心マッサージ　Circulate

　胸骨の中央付近を外部から圧迫することにより, 有効な心拍出量を得ようとする方法である.

a. 心停止の確認
　総頸動脈, 上腕動脈, 大腿動脈などの大動脈の拍動を触知することで心停止を確認する.

b. 胸骨圧迫心マッサージ有効の理論
　胸骨への圧迫は, 単に心臓を圧迫するだけではなく, 胸腔全体への加圧が静脈系のチェックバルブとしての働きとともに, 血液が効果的に

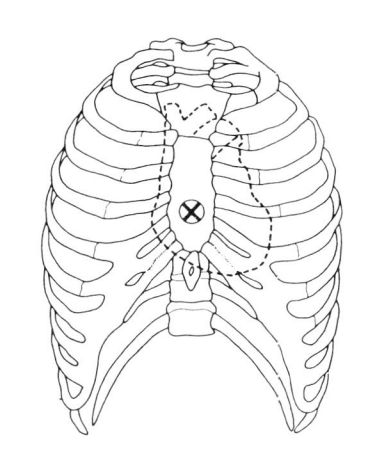

図3-9　心マッサージの手の位置.

押し出されるという理論である.

c. 心マッサージの実際
・圧迫の場所は, 胸骨の中央あるいは下方約1/3（図3-9）. 圧迫が側方にずれると肋骨骨折, 下方にずれると剣状突起骨折, 肝損傷の危険性がある.
・患者の体位は水平仰臥位. 柔らかいベッドやクッションの上であれば, 背中に板などを敷く.
・圧迫は胸骨の真上から約40Kgの垂直圧（胸骨

120　Ⅲ．歯科麻酔学

15：2（1人で行うBLS）
5：1（2人で行うBLS）

人工呼吸

心マッサージ
3〜5cm　80〜100/分

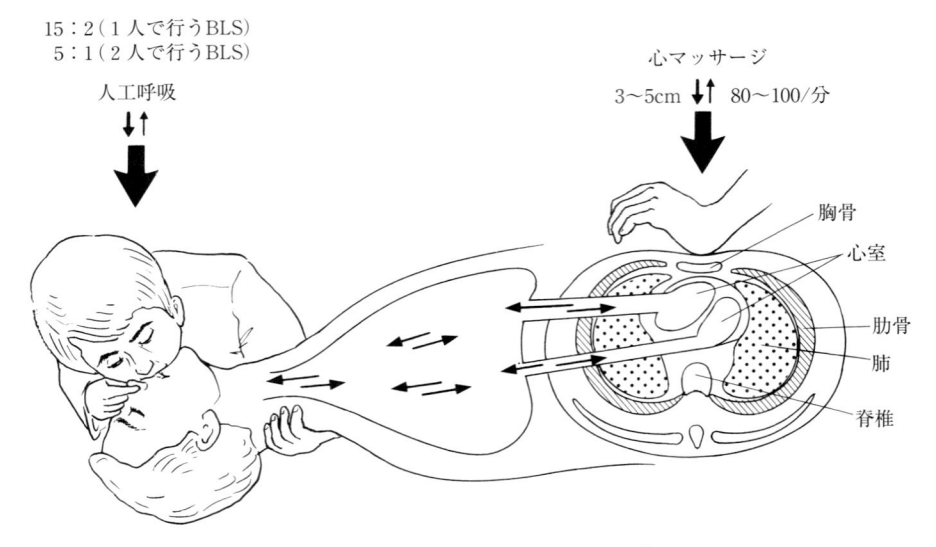

図3-10　人工呼吸と心マッサージの組み合わせ．

	胸骨圧迫心マッサージ	人工呼吸
患者1人の場合	15回 （80〜100回／分）	2回
患者2人の場合	5回 （80〜100回／分）	1回

気道確保 → 人工呼吸2回 → 心マッサージ

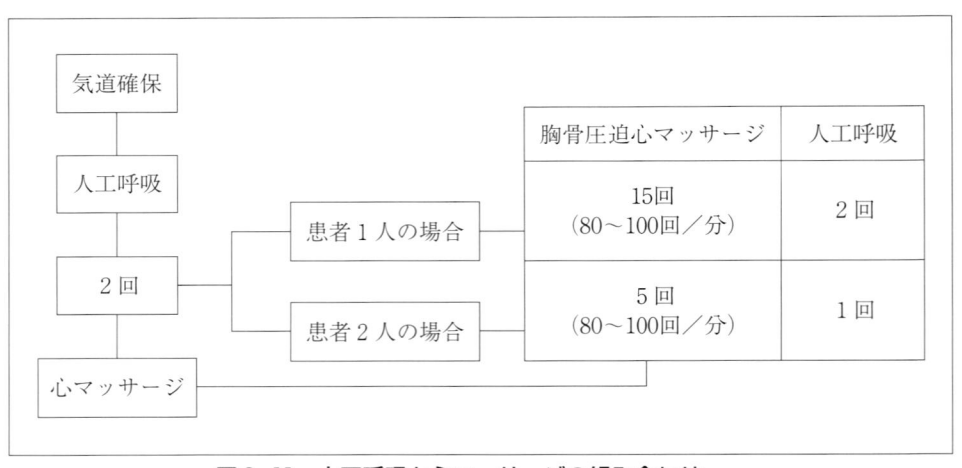

図3-11　人工呼吸と心マッサージの組み合わせ．

が3〜5cm沈む程度）を1分間に80〜100回程度リズミカルにかける．
・加圧と除圧の比は1：1が望ましい．

d．人工呼吸と心マッサージの組み合わせ
（図3-10,11）

1）救助者が1人の場合
気道を確保しながら，呼気吹き込みを2回，心マッサージを80〜100回／分の速さで15回を繰り返す．

2）救助者が2人の場合
気道を確保しながら，まず1人が呼気吹き込みを2回，他の1人が心マッサージを80〜100回／分の速さで5回を繰り返す．以後人工呼吸と心マッサージを1回：5回の割合で繰り返す．

3）効果の判定
1分間人工呼吸，心マッサージを続けた後，頸動脈を触知し拍動を確認する．脈拍が触れない場合にはさらに人工呼吸，心マッサージを続

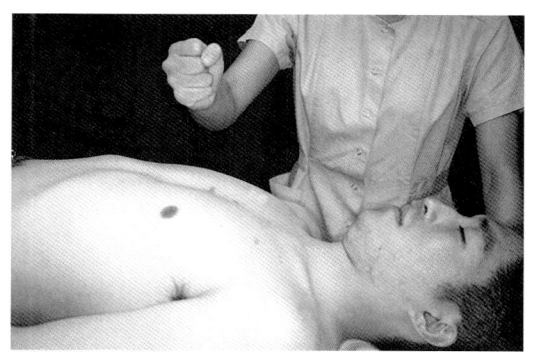

図3-12 前胸部叩打法.

行する．効果の判定は3～5秒以内にし，数分おきに行う．
（付）前胸部叩打法（図3-12）
　目撃された心停止症例で1分以内のものに対し，胸骨の中央を20～30cmの高さから握りこぶしの基底部で鋭く叩打する．一撃で反応がない場合には直ちに心マッサージを開始する．

3-2．二次救命処置

　米国心臓病学会のadvanced life supportに相当し，必要に応じた特殊な器具や薬剤を使用し，世界麻酔学会連合のマニュアルのA（Airway）からI（Intensive care）までを行う．

A．気道確保　Airway

　経口エアウエイ，経鼻エアウエイ，ラリンジアルマスク，気管内挿管などにより気道を確保する．

B．人工呼吸　Breathe

　ポケットマスク，自膨式バッグ，人工呼吸器，麻酔器などを用いて人工呼吸を行う．

C．心マッサージ　Circulate

　陽陰圧心マッサージポンプCardiopump，開胸心マッサージなど．

D．薬剤の投与　Drug

　心マッサージ開始時必要に応じてエピネフリンを投与する．その他強心薬，抗ショック薬，抗不整脈薬などを投与する．

E．心電図　Electrocardiogram

　心マッサージ開始後，できるだけ早期に心電図を装着し，心室細動の有無を確認する．

F．細動の治療　Fibrillation treatment

　心電図にて心室細動が確認されたならば，直ちにカウンターショックで除細動を行う．

G．計測と予後判定　Gauge

　蘇生が一応成功した時点で，障害の部位と程度の診断，予後判定のため酸塩基平衡，血清電解質，血液ガスなどの測定を行う．

H．低体温療法　Hypothermia

　30～32℃くらいに体温を下げることにより，脳浮腫軽減，脳酸素消費量低下により脳のダメージを最小限にしようとする方法．

I．集中治療　Intensive care

　蘇生に成功した後も集中治療室にて，引き続き悪化や合併症の発現がないように，集中監視を行う．

3-3．救急蘇生法を必要とする患者に遭遇した場合の心得

　1）冷静沈着に行動する．
　2）一次救命処置に関しては，医師，歯科医師の到着を待つことなく，歯科衛生士単独でも迅速，適確に蘇生処置を行う．
　3）必要に応じて内科医，他の応援医師などと連絡をとる．

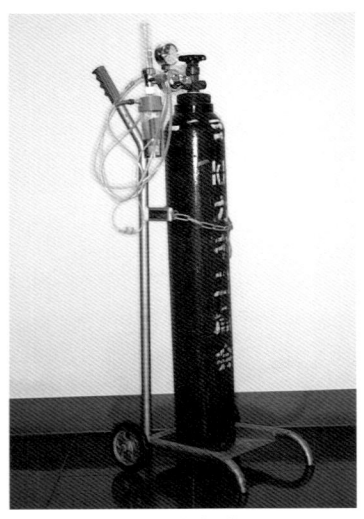

図 3-13 酸素ボンベ．

図 3-14 使用記録用紙．

12年度	ボンベ No. 1	
4月2日	使用開始	500(l)
月　日	患者名	使用量(l)	残　量(l)
5月3日	K・K	80	420
月　日			
月　日			
月　日			
月　日			
月　日			
月　日			

4）以下のような状況になるまで蘇生処置を続ける．
①患者に生命反応が現れる．
②専門的な救助者が交代してくれる．
③救助者が疲労困憊してしまう．

3-4．酸素ボンベの取り扱い（図3-13）

A．酸素ボンベのセッティングについて

1）歯科診療室で使用される酸素ボンベの容量は，500l，1000l，1500lなどである．
2）キャップをはずし，元栓を反時計方向にまわし少し酸素を放出し，排出口の埃を飛ばす．
3）減圧計と流量計を取り付ける．流量計に所定の所まで水を入れた加湿器を取り付ける．
4）ボンベの元栓を反時計方向にまわす．流量計の調節バルブを反時計方向にまわし，酸素流量を調節する．

B．酸素ボンベの保守管理

1）保管は40℃以下の室内．
2）充填量を定期的に減圧計により把握する．
3）使用記録用紙を作成し，記録する（図3-14）．
4）酸素ボンベのバルブや減圧計の接続部に油類を使用しない．
5）酸素使用時は火気の使用に注意する．
6）気道の乾燥を予防するため加湿器を併用する．なお水は使用のたびに新しいものに取り替える．

第4章

神経疾患

顎・顔面口腔領域における神経疾患の主症状は，知覚神経線維における疼痛と麻痺，運動神経線維における麻痺と痙攣である．このうち，運動神経線維に起因したものは症状が明らかであり，他覚的にも診断が容易であるが，知覚神経線維に由来したものでは自覚症状が主なために，診断・治療に苦慮することが多い．また，患者も長期化する疾患に対し，精神的にも痛手を受けており，これらに対するサポートも必要になる．

本章では神経疾患として三叉神経障害，顔面神経障害，舌咽神経障害，口腔心身症について記述する．

4-1. 疼痛の悪循環(図4-1)

一度発生した疼痛は，脊髄レベルで運動神経や交感神経を興奮させ，筋の緊張を増したり，血管収縮を起こさせそれが局所の貧血から組織の酸素欠乏を招き，発痛物質の産生を促進させ，ふたたび侵害受容器を刺激し，疼痛が発現する．

このように一度形成された疼痛の悪循環は，原因が除去された後も存在するため，局所麻酔薬を用いた神経ブロックなどによる疼痛の悪循環の遮断療法が必要となる．

4-2. 三叉神経障害

A. 三叉神経痛

原因，臨床症状によって突発性三叉神経痛(真性)，症候性三叉神経痛(仮性・続発性)，と非定型三叉神経痛に分類される．

a. 突発性三叉神経痛

典型的な神経痛で，電撃用と表現されるような激烈な痛みを特徴とする．

1) 原因

不明であるが，血行障害説，代謝障害説など諸説がある．近年，上小脳動脈などによる神経への圧迫がその原因として減圧術が試みられ(Janneta1976年)，好成績を上げている．

2) 症状

・支配領域に一致した発作的電撃様疼痛．
・疼痛の持続時間は数秒から数分．
・疼痛が惹起される部位(パトリックの発痛帯)

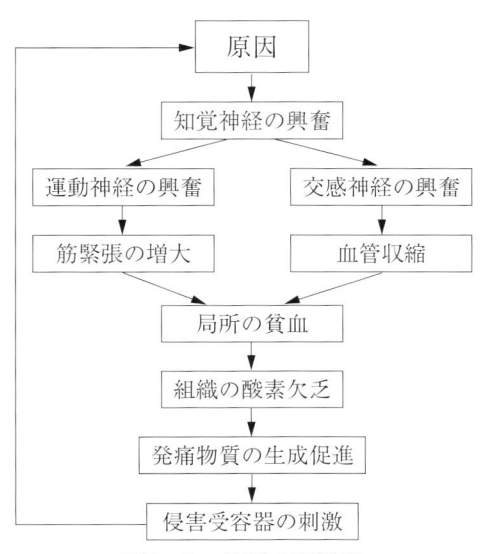

図4-1 疼痛の悪循環．

が認められる．
- 罹患枝が顔面骨の骨孔を出る部位で皮膚面から圧迫すると，激しい圧痛を訴える（バレーの圧痛点）．
- 40歳以上の女性に多い（♂：♀＝1：1.5）．
- 第Ⅱ枝，第Ⅲ枝の罹患が多い．
- 抗てんかん薬カルバマゼピンが70％に有効．
- 夜間，睡眠中の疼痛発作はない．

3）治療
①薬物療法
　抗てんかん薬カルバマゼピン
②神経ブロック
　局所麻酔薬，無水アルコール，フェノールなどによるブロック．神経ブロックは眼窩下神経，オトガイ神経などの末梢から開始し，効果がない場合にはより中枢の正円孔（第Ⅱ枝），卵円孔（第Ⅲ枝）ブロックを行う．
③手術療法
　頭蓋内三叉神経減圧手術（Janneta operation）
④その他
　理学療法，鍼治療，漢方薬など

b．症候性三叉神経痛
腫瘍や炎症などに起因した三叉神経領域の疼痛で，突発性三叉神経痛との鑑別は比較的容易である．

1）原因
- 腫瘍，炎症などの口腔領域における疾患に随伴して

2）症状
- 持続性疼痛
- 疾患の進展範囲により疼痛の領域が変わり，左右両側に渡ることもある．
- 原因に伴う随伴症状（発赤，腫脹など）を呈する．
- 夜間，睡眠中の疼痛発作あり．

3）治療
- 原因疾患の治療，原因の除去
- 対症療法

c．非定型三叉神経痛

1）原因
不明．蝶形口蓋神経痛，翼突管神経痛を含める．発生頻度はまれ．

2）症状
- 鼻腔，口蓋，眼窩，咽頭，側頭部などに灼熱痛
- 流涙，鼻閉，鼻汁分泌，顔面紅潮など自律神経症状
- 痛みは持続性で強弱あり

3）治療
- 薬物療法（鎮痛薬，精神安定薬）
- 翼口蓋神経節ブロック
- 星状神経節ブロック

B．三叉神経麻痺
三叉神経の麻痺により知覚神経と運動神経が障害を受ける．

1）原因
①中枢性：多発性硬化症，脳腫瘍など
②末梢性：腫瘍，神経炎，帯状疱疹など
③その他：抜歯，根尖病巣や囊胞の摘出，インプラントの植立，伝達麻酔時の合併症として

2）症状
- 第Ⅰ枝：前頭部の知覚麻痺，眼の炎症，潰瘍形成，毛髪脱落
- 第Ⅱ枝：顔面上半部の皮膚，粘膜，歯の知覚麻痺
- 第Ⅲ枝：顔面下半部の皮膚，粘膜，歯の知覚麻痺，咀嚼筋麻痺のため咀嚼困難，下顎張反射の消失，舌の前方2/3の味覚障害

3）治療
- 原因の除去・理学療法（赤外線，低周波など）
- 薬物療法（ビタミン剤，ATP製剤）
- 鍼治療
- 星状神経節ブロック

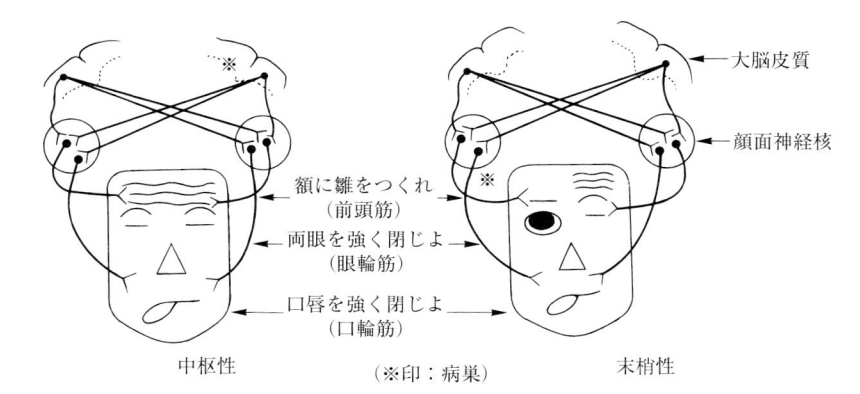

図4-2 顔面神経麻痺(末梢性と中枢性の比較)(古屋英毅ほか：新歯科麻酔学の手びき，学建書院，東京，1995より引用)．

4-3. 顔面神経障害

A．顔面神経麻痺

顔面神経は顔面表情筋の運動を司るほか，涙の分泌，聴覚，味覚などにも関係するため，多彩な臨床症状を呈する．顔面神経麻痺はその障害部位により中枢性と末梢性に分類される(図4-2)．

a．中枢性顔面神経麻痺

顔面神経核より上部に障害がある場合に認められる．

1) 原因
・脳血管障害，脳腫瘍，多発性硬化症など

2) 症状
・顔面の麻痺は顔面下部に限局
・額のしわ寄せや眼輪筋の運動障害はみられない

3) 治療
・原疾患の治療

b．末梢性顔面神経麻痺

顔面神経核より下部に障害がある場合で，末梢神経の中でも麻痺を起こしやすい神経である．

1) 原因
・頭蓋内病変(腫瘍，炎症など)
・顔面神経管(Fallopio管)内での病変(中耳炎，腫瘍，出血など)
・ウイルス感染(帯状疱疹ウイルス) Ramsay-Hunt Syndrome
・骨折，手術による神経損傷
・寒冷刺激
・血行障害

2) 症状
①茎乳突孔より下部に障害
・麻痺性兎眼：眼輪筋麻痺による眼裂閉鎖不全で角膜潰瘍を併発
・ベルの症状：閉眼を指示すると眼裂が閉じずに眼球が上転し，強膜が白く見える現象
・鼻唇溝消失
・口笛不能，口角下垂
・前額部のしわ寄せ不能
②鼓索神経分岐部付近に障害
・①の症状に味覚障害，唾液分泌障害
③アブミ骨神経分岐部付近に障害
・①，②の症状に聴覚障害(低音過敏)
④大錐体神経分岐部付近に障害
・①〜③の症状に涙液分泌低下

3) 治療
①薬物療法
・副腎皮質ホルモン薬
・ビタミン剤

- ATP製剤
  - ②理学療法
- 経皮電気刺激，顔面マッサージ
  - ③神経ブロック
- 星状神経節ブロック
  - ④手術療法
- 顔面神経減荷手術（Fallopio管開放減圧術）
- 自家神経移植術

4）診断のための検査
  - ①涙液分泌
- Schirmer's test
  - ②アブミ骨筋反射
- 音響インピーダンス検査
- 外耳圧測定検査
  - ③味覚検査
- 電気味覚計，四源味溶液検査
  - ④神経伝導
- 神経興奮性検査
- 誘発筋電図検査

[付]星状神経節ブロック

第7頸椎から第6頸椎にかけて分布している頸部交感神経節に，局所麻酔薬でブロックすることにより，交感神経過緊張による循環障害改善，恒常性維持機能の賦活作用などを期待する．
ブロックが成功すると，同側顔面の皮膚温上昇，眼球結膜の充血，瞳孔の縮小などが認められる．

B．Ramsay-Hunt Syndrome

帯状疱疹と顔面神経麻痺の併発が特徴で障害部位により耳鳴りやめまいなどを伴う．

1）原因
- 帯状疱疹ウイルスの膝神経節への感染

2）症状
- 外耳道，耳介に帯状疱疹
- 末梢性顔面神経麻痺
- 耳鳴り，難聴などの聴覚障害
- 嘔吐，めまいなどの前庭症状

3）治療
- 抗ウイルス製剤
- 抗浮腫剤，副腎皮質ホルモン薬
- 複合ビタミン剤
- ATP製剤
- 血管拡張薬
- 顔面神経減荷手術

C．顔面痙攣

顔面表情筋の痙攣には心因的要素が関係する顔面チックと，意志による抑制が不可能で，神経線維の異常興奮によると思われる顔面痙攣がある．

1）原因
- 顔面神経起始部における血管，腫瘍などによる圧迫
- 顔面神経麻痺の続発症

2）症状
- 意志で制御できない眼輪筋から口角に至る痙攣
- 進行すると会話，咀嚼が困難となる．

3）治療
- 神経圧迫を取り除く根治手術
- 局所麻酔による顔面神経ブロック
- 注射針による茎乳突孔圧迫術

D．膝神経痛

顔面神経の知覚神経（中間神経）の障害．

1）原因
- 多くは原因不明，時に帯状疱疹ウイルスの感染症状として，顔面神経痛とも呼ばれる．

2）症状
- 乳様突起付近，外耳道，耳介，鼓膜に突発する激痛．
- 耳介，外耳道の刺激により誘発される．

第4章　神経疾患

　3）治療
　　①薬物療法
・カルバマゼピン，鎮痛薬，ビタミン剤
　　②ブロック療法
・星状神経節ブロック
　　③手術療法
・中間神経切断術

4-4．舌咽神経障害

A．舌咽神経痛

　1）原因
・不明，頭蓋内舌咽神経圧迫説など
　2）症状
・舌根，扁桃，咽頭部に発現する発作性激痛
・咀嚼，嚥下，会話，あくびなどにより誘発
・多くは片側性，約半数に夜間痛
・疼痛発作時に徐脈，失神がみられることもあり
・40歳以降の女性に多い（頻度は三叉神経の1/100）
　3）治療
　　①薬物療法
・カルバマゼピン，鎮痛薬
　　②ブロック療法
・咽喉頭部局所麻酔薬噴霧
・舌咽神経ブロック
　　③手術療法
・舌咽神経減圧術

B．舌咽神経麻痺

　1）原因
・脳底部の腫瘍，炎症
・ジフテリヤの随伴症状として
・中耳炎，扁桃炎の随伴症状として
　2）症状
・舌の後部，口蓋弓の後部，扁桃の知覚麻痺
・口蓋縫線，口蓋垂の健側偏位
・嚥下障害
・舌後部1/3の味覚障害
　3）治療
・原因の除去
・対処療法

4-5．口腔心身症

　舌痛症，口臭症，口腔内異常感症などが含まれる．器質的原因は見い出すことが困難で，痛みや不定愁訴の発生に心理的な因子が大きく関与している．

　1）臨床的特徴
・他覚的所見が乏しい．
・慢性痛であることが多い．
・痛みの場所が変わることがある．
・痛みの場所が神経領域と一致しないことがある．
・神経症的性格が多く，不安，抑うつ，怒りなどの感情を抑圧していることが多い．
・心理療法や抗精神薬で改善が認められることが多い．
・日常生活に大きなストレスが認められる．
・舌痛症の場合には更年期前後の女性に多い．
　2）治療
・抗うつ薬，抗不安薬
・心理療法など

Ⅳ．臨床検査

第1章

主要臨床検査

1-1. 主要臨床検査

病気の診断には多くの情報が必要である．患者の訴え，専門的な診察，種々の検査などの情報から正しい診断が導かれる．なかでも検査成績は客観性が高く重要視されている．

歯科衛生士が臨床検査の介助を行うにあたり，その業務は準備と補助および，かたづけが主体となる．準備する器材や手順の熟知は当然であるが，実施する検査の意義も併せて知っておく必要がある．

A．尿検査

尿の採取は患者に苦痛を与えず繰り返し行える．尿検査は尿路系の異常のみでなく，代謝産物の大部分が尿中に出現するため全身状態を示す情報源となる．

a．尿の採取

1）器材：清浄な容器(紙コップ，ビーカー)

2）採尿時間：定性検査には早朝起床時の安静濃縮尿が最適である．しかし簡易定性検査では，食後2時間以後で過激な運動をしていなければいつでも(随時尿)よい．

※24時間蓄尿：化学成分の尿中排泄量は一定の日内リズムがあるため，成分の定量には24時間尿で分析する必要がある．

3）採取法：中間尿(最初の部分を少量便器内に排泄させ，次いで一度止めさせ，あとの尿をコップ内へ20〜50ml 位とる．)採取を指示する．

b．尿中に含まれる物質(簡易スティック検査の手順：図1-1)

1）尿の性状

①尿量：1日尿量1,000〜1,500ml

多尿1,500ml 以上，乏尿500ml 以下，無尿100ml 以下

②尿色調：淡黄色，黄褐色

③比重：1.002〜1.030

④pH反応：pH5.0〜8.0

正常尿は弱酸性でpH6.0くらいだが，摂取食品により変化する．動物性(酸性)，植物性(アルカリ性)．

2）尿タンパク：定性(−)

健常人でも一定量(40〜80mg／日)のタンパクを排出している．定性検査で尿中タンパクがみられる場合は異常と判定する．

3）尿糖：定性(−)

通常ブドウ糖のことであり，血糖値が170mg／dl 以上になると尿中に糖が排泄される．

4）尿中ウロビリノーゲン：定性(−)

腸内でウロビリノーゲンに変換するビリルビンの過剰産生が生体内で起こっているかを調べる検査であり，肝機能を知る簡単で鋭敏な方法である．

5）尿中ビリルビン：定性(−)

ビリルビンは老化赤血球の破壊によって生じる血色素から作られ，通常尿中には排泄されない．黄疸の診断に必要な検査である．

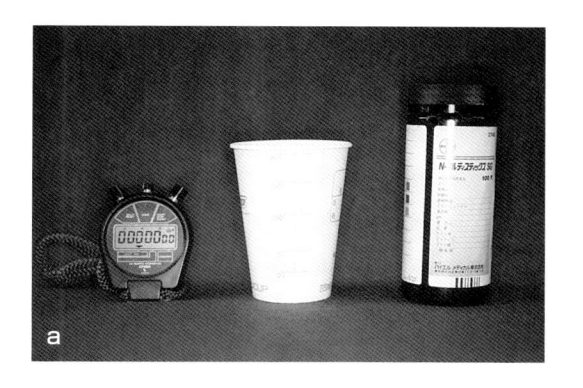

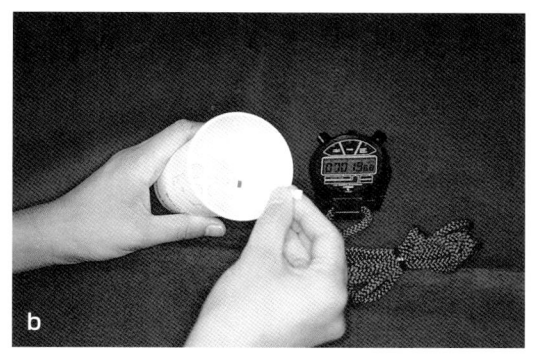

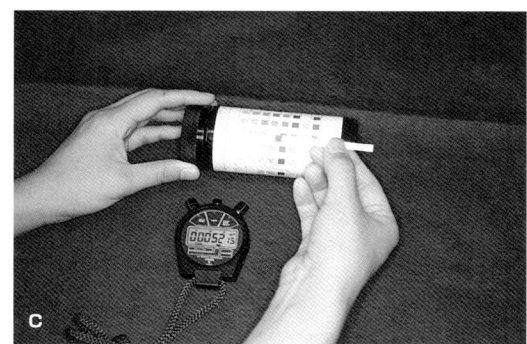

図1-1　簡易スティック検査の手順.
a：左からストップウォッチ，紙コップ，試験紙．
b：スティックを尿中に浸す．c：規定時間後に比色を行う．

6）ケトン体：定性（−）

脂肪酸から生じたアセト酢酸，3-ヒドロキシ酪酸およびアセトンの総称で，糖質の欠乏時や糖質利用障害のとき糖の代用とされ，脂肪がエネルギー源として用いられたことを示す．

7）尿潜血：定性（−）

血尿のスクリーニング試験である．

c．尿沈渣

肉眼では見えないが，尿の中には赤血球や白血球，さまざまな細胞などの固形成分が含まれており，これを遠心分離機にかけて沈澱させたものが尿沈渣である．腎・尿路系疾患の有無および鑑別診断を行うことができる．

通常，沈澱物中には何もない，あるいは赤血球・白血球の数が10以下である．

1）赤血球が多いとき（腎盂腎炎，膀胱炎，尿道炎，前立腺炎，急性腎炎，腫瘍，結石）

2）白血球が多いとき（腎臓や尿路などの炎症，白血病）

3）上皮細胞がみられるとき（尿路の炎症）

4）円柱がみられるとき（腎炎，ネフローゼ症候群，糖尿病性腎症）

d．尿による腎機能検査

1）PSP排泄試験

フェノールスルホンフタレイン（PSP）色素は体内で分解されず，速やかにその95％が腎尿細管から排泄される．腎血流量，尿細管機能検査を調べる．正常値は15分値が25％以上．

2）腎クリアランス試験

クリアランスとは，血漿中の特定成分を1分間に腎から尿中に排泄されるのに必要な血漿量で示される．老廃物の排泄能を示す糸球体濾過値（GFR）を間接的に求めることができる．GFRの測定としてはイヌリン，チオ硫酸ナトリウム，クレアチニンなどが用いられる．このうちクレアチニンは内因性のもので，検査のために負荷

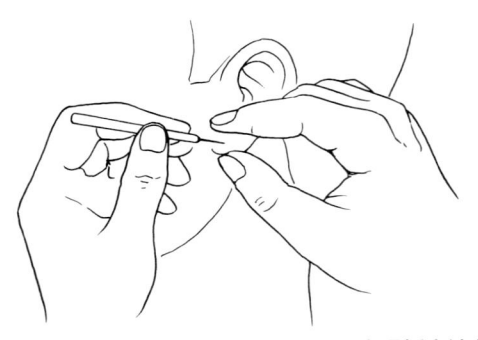

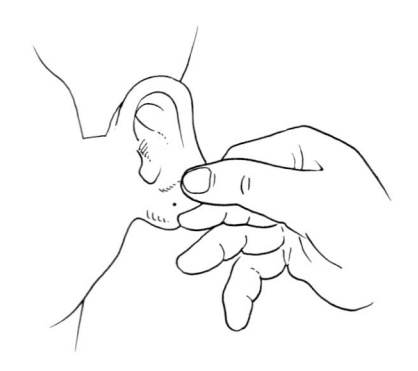

図1-2 少量採血法(耳朶).
穿刺創はなるべく小さく深くし,血液はしぼり出さない.

を行う必要がなく,非常に簡便かつ優れた方法で,腎機能の一般的な指標として広く用いられている.

3)フィッシュバーグ濃縮試験

水分摂取を制限したとき,一定時間後に尿比重がどのくらい上昇するかを調べ,尿細管の再吸収機能を知ることができる.

夕食後から翌日起床時まで禁飲食し,起床後から1時間ごとに3回採尿し比重を計る.正常では少なくとも1回は1.022を越える.

B. 血液学的検査

全身状態を把握したうえで,口腔疾患の診断・治療を行っていくことが必要であることはいうまでもない.

近年,種々の技術的な進歩にともない,機器の小型,簡便化してきている簡易検査法を,歯科診療の場でも施行する機会が多くなると考える.例えばドライケミストリーのように乾燥した試薬がフィルムに組み込まれ,その中に血液を滴下するだけで肝機能,腎機能などの検査が迅速かつ,いつでも,どこでも,誰でもできることが可能となってきている.

a. 血液の少量採取法

一度の操作で5ml以上の血液を採取するこ

とを多量採取法といい,動脈や静脈(通常,肘正中皮静脈)に注射針を差し,吸引して血液を採取する方法である.

これに対し,毛細血管(耳朶,指尖,足底)にランセット(穿刺針)で傷をつけて採取する方法を少量採取法という.

1)器材:メス(細刃の尖鋭なもの),ランセット,ランセットデバイス(穿刺器),酒精綿,滅菌ガーゼ

2)採取術式:採血部を70%酒精綿で消毒し,十分に乾燥させてからメスあるいはランセットなどで約3mmの深さに穿刺し,最初の1滴を捨て去り,次の血液から検査に用いる(図1-2,3).ランセットデバイス(穿刺器)を用いるとより確実,簡便に行える.

b. 血液を試料とする検査

血液は全身器官に必要な成分(栄養素,酸素,ホルモンなど)を運搬供給する.また各器官の老廃物を集め,排出器官へ運搬する.さらに体に侵入した細菌やウイルスを排除したり,血管が傷ついた場合は止血をするなど,生命を維持するためのさまざまな働きを担っている.健康な人の場合,その成分は常に一定の範囲内に保たれており,血液を調べれば多くの情報を得ることができる.これが血液検査の目的である.

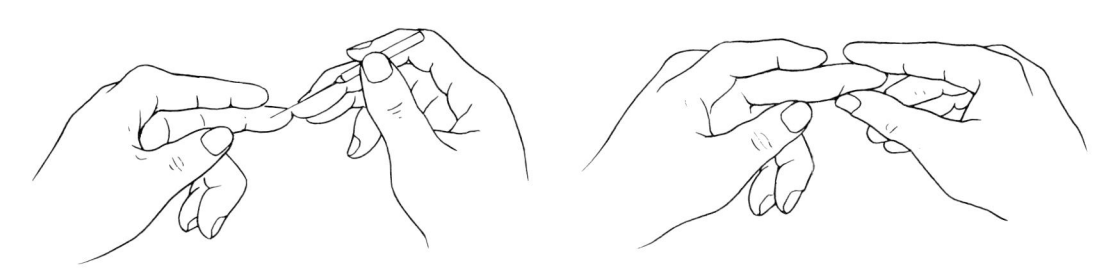

図1-3 少量採血法(指尖).
拇指および小指には切創を加えない(万一感染した場合,前腕や手掌の炎症を起こしやすい).

1)血液一般検査

おもに血液中の細胞の数を数えたり,細胞の形を見る(貧血,白血病,一般炎症など).

2)生化学検査

おもに血清中の成分を分析する.

例:タンパク,血糖,ビリルビン,AST (GOT),ALT(GPT),腫瘍マーカーなど(全身状態の把握,代謝異常).

※AST,ALTはそれぞれGOT,GPTと呼ばれていたが,酵素名称の標準化により,前者のほうが広く用いられる.

※AST,ALTなどは逸脱酵素と呼ばれ,これらの酵素を含む細胞で構築された臓器の新陳代謝により少しずつ血清中へ遊出している.しかし,これらの臓器が壊死したり,炎症を起こしたりするとその程度に応じて臓器中から血清中へ遊出する.

3)血清検査

病原体や自己に対する抗原や抗体を調べる(各種ウイルス疾患,自己免疫疾患など).

C. 血液型検査

輸血は一種の臓器移植であり,血液型抗原の相違による免疫反応,アレルギー反応や病原体移入による感染症などの副作用を起こす可能性がある.輸血に際しては,これらの副作用を起こさないように事前に適切な検査を行わなければならない.

血液型	血液凝集の状況	
	抗A血清側	抗B血清側
A	凝集	非凝集
O	非凝集	非凝集
B	非凝集	凝集
AB	凝集	凝集

図1-4 オモテ検査の判定.

a. ABO式血液型

ヒト赤血球にはAとBの2種類の型物質(凝集原)があり,血清中にはこれに対応する2種類の抗体(凝集素)すなわち抗A(α)と抗B(β)があり,その組み合わせによりA,B,AB,Oの4型に分類される.赤血球側,血清側の双方から判定し,両方の検査結果を照合して決定する(図1-4).

b. Rh式血液型

Rh式血液型にはD,C,E,c,eの5因子が知られている.臨床上の重要性からRh抗原の中でD抗原の有無を検査し,D抗原をもつものをRh(+),持たないものをRh(−)とする.

表1-1 交叉適合試験

主試験	副試験	輸血の可否
+	+	絶対に輸血しないこと
+	−	絶対に輸血しないこと
−	+	輸血したほうがよい※
−	−	輸血してよい

※緊急の場合，主副ともに(−)のないときに輸血することがある．

表1-2 貧血の分類

小球性貧血 (MCV<80)	鉄欠乏性貧血など
正球性貧血 (80<MCV<100)	急性出血による貧血，溶血性貧血，再生不良性貧血など
大球性貧血 (MCV>100)	巨赤芽球性貧血(悪性貧血)など

表1-3 正常値

赤血球数	男：400〜550×10^6/μl　女：350〜450×10^6/μl
血色素量 (ヘモグロビン)	男：14〜18g/dl　女：12〜16g/dl (老人では11g/dl以下を貧血と考える.)
ヘマトクリット	男：39〜52%，女：34〜48%

c. 不規則抗体

血液型には多くの種類があり，輸血を行う際に考慮する必要がある血液型について，輸血副作用の原因となる抗体の有無を検査する．抗体を持つ血液は輸血には使用しない．

d. 交叉適合試験(クロスマッチ試験)

交叉適合試験の目的は，輸血用血液と患者血液との間に血液型抗体に起因する抗原抗体反応が起こること(輸血副作用)を未然に防ぐことである．

交叉適合試験には，主検査と副検査がある(表1-1)．
○主検査：受血者血清　＋　供血者血球
○副検査：供血者血漿　＋　受血者血球

D. 貧血の検査

血液中の赤血球または血色素が全身的に減少した状態を貧血という．これらは観血的処置において患者の全身状態の把握に必要である．

a. 貧血の分類

貧血は平均赤血球容積(MCV)により3つのタイプに分類される(表1-2)．
※MCV＝ヘマトクリット(%)／赤血球数(10^6／μl)×10，正常値：82〜99fl

b. 貧血の検査(表1-3)

1) 赤血球数
2) 血色素量(ヘモグロビン)
3) ヘマトクリット：血球と血漿との容積比

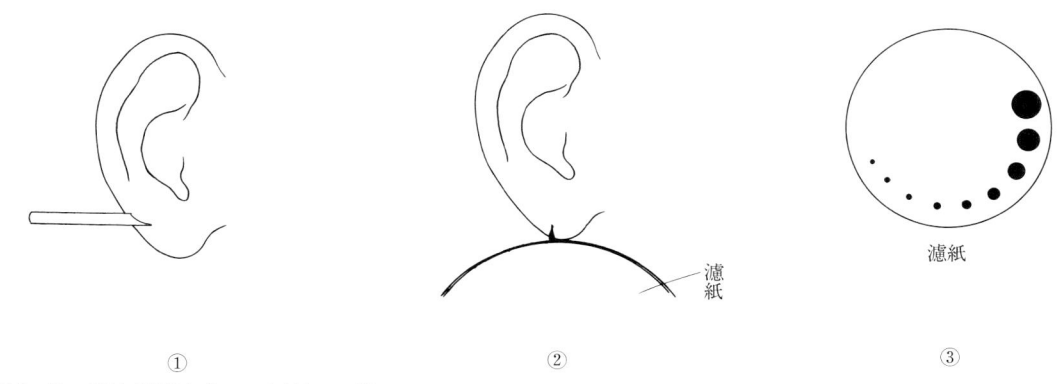

図1-5 出血時間(デューク法)の手順.
①ランセットで耳朶を穿刺したときより時間を計測しはじめる.②30秒ごとに湧出する血液を濾紙に吸着させる.③濾紙の血斑が直径1mm以下になったときを終了とする(この図では4分).

E. 出血性素因検査

出血性素因とは軽微な傷や損傷により容易に出血し,いったん出血すると止血するのに困難な場合など止血機構に障害があるものをいう.止血機構には血小板,線溶・凝固系,血管系が関与する.

a. 出血性素因の分類

1)血管壁の異常:老人性紫斑病,アレルギー性紫斑病
2)血小板異常:特発性血小板減少性紫斑病
3)血液凝固因子の異常:血友病
4)線維素溶解能の亢進:播種性血管内凝固症候群(DIC)

b. 出血性素因のスクリーニング検査

1)血小板数:$10〜40×10^4/\mu l$($8×10^4/\mu l$以下で出血傾向があらわれ,$3×10^4/\mu l$以下になると自然出血が出現する).血液凝固に密接な関係を有しているため,その減少はただちに出血性素因として発現する.

2)出血時間(デューク法):ランセットで耳朶を刺し,30秒ごとに濾紙に血液を吸引付着させ血液が付着しなくなるまでの時間を測定する.正常値:2〜5分(図1-5).

3)凝固時間:血液が体外に出て凝固するまでの時間をいう.通常小試験管に採血した血液1mlを入れ,体温37.0℃に静置,血液が流動性を失った時間を求める.正常値:5〜15分.凝固因子に高度障害があれば延長する.

4)活性化部分トロンボプラスチン時間(APTT):血液凝固の始まりには,内因系凝固と外因系凝固という2つのルートがある.

そのうちの内因系凝固因子(Ⅷ,Ⅸ,Ⅺ,Ⅻ)の異常を反映する.

5)プロトロンビン時間(PT):外因系凝固因子(プロトロンビン,Ⅴ,Ⅶ,Ⅹ)の活性を総合的に測定する検査である.

6)毛細血管抵抗性試験(ルンペル・レーデ法):毛細血管を流れる血液が,外へ溢れ出ないように血管壁を強めている力(抵抗力)の検査.血管を一定期間駆血させ,皮膚表在に出現する小出血斑の数により毛細血管の脆弱性(血小板の数と機能),透過性(凝固因子)を推定する.

F. 唾液の検査

おもに唾液の分泌量を測定して唾液分泌機能(安静時,刺激時)を評価する.

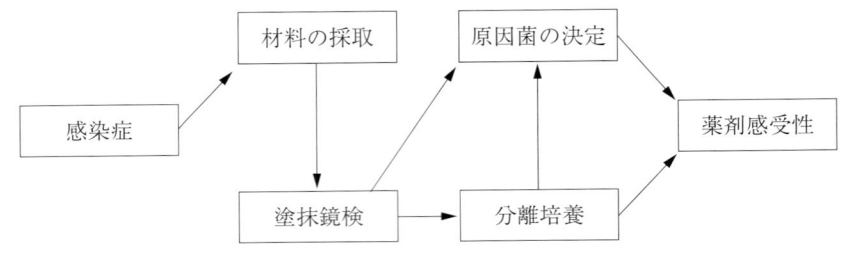

図1-6 細菌検査の手順.

a. 唾液の採取法
1) 全唾液(混合唾液)採取法
2) 各腺唾液採取法

b. 齲蝕活動性試験
1) スナイダー試験：唾液中の乳酸桿菌などによる酸産生能の検査.
2) ハードレー試験：乳酸菌数の消長により判定する.
3) ドライゼン試験：唾液の緩衝能の試験. 一定時間, 一定条件で採取した一定量の唾液 pH を7.0から6.0にするのに必要な乳酸菌量を指標として判定する.
4) 唾液流失能試験：一定条件下で5分間パラフィン刺激により, 採取した唾液の量. あるいは, 10ml 採取するのに要した時間を測定し, 1分間に換算したもの.

G. 感染症の検査

a. 細菌学的検査
感染症の原因となった細菌を分離固定して, 起炎菌を確定する. さらに薬剤感受性試験を行い, 適切な抗菌剤の選択を行う(図1-6).

1) 検体採取における注意点
検査材料は滅菌綿棒, 滅菌ガーゼで無菌的に採取し, 滅菌容器に入れて提出する. 材料によっては常在菌の混入が避け難い場合もあるが, 無菌操作を原則とする.

採取した材料は, 速やかに検査に提出する. やむを得ず保存するときには, 冷蔵庫に保存する.

非開放性病巣の膿や分泌物を検体とする場合, 嫌気性菌による感染が強く疑われるため, できるだけ空気に触れないように注射器または嫌気性容器(ケンキポーター)に材料を採取する.

真菌類(酵母様真菌)のうちカンジダ属の採取, 保存は一般細菌に準じる.

b. 血清学的検査

1) 梅毒血清学的検査
脂質抗原に対する抗体検査(RPR, ワッセルマン反応)と梅毒トレポネーマに対する抗体検査(TPHA)を組み合わせて判定する.

2) HBs抗原・HBe抗原検査
B型肝炎ウイルス(HBV)抗原の有無. 持続性感染の場合は血液中のHBs抗原, HBe抗原が陽性として長期間検出される. これらはキャリアと呼ばれて, 歯科臨床の感染で問題となるのはキャリアに対する対策である.

3) HCV抗体検査
C型肝炎ウイルス(HCV)に感染した人にできる抗体の有無.

4) HIV抗体検査
エイズウイルス(HIV)に感染した人にできる抗体の有無. 日常歯科臨床では, 抜歯, 歯石除去などの観血的処置の際に感染する危険があるが, 感染力は肝炎ウイルスより低い.

H. 肝機能検査

肝臓は体内で最大の臓器で, 消化された食物

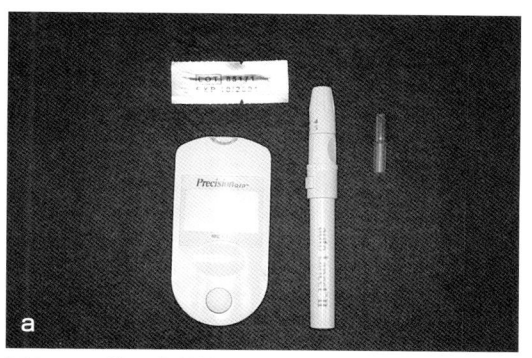

図1-7 簡易血糖検査.
a：①；試験紙，②；測定器，③ランセットデバイス，④；ランセット．b：試験紙を測定器にセットし，血液を滴下し測定する．

を各器官に必要な形に組み直したり，タンパク質やコレステロールなどの合成，ビタミンなどの輸送，血糖値の調節，有害物質の解毒，排泄など，さまざまな働きがある．また，血液凝固因子の大部分も肝で生成されている．そのため肝障害があると出血傾向を呈することがあり，観血的処置に際しては注意を要する．重症の肝疾患では観血的処置は禁忌となるため，肝機能の適切な評価は重要となる．

1) AST検査

ASTは心臓に最も多く含まれ，次いで肝臓，骨格筋などである．この酵素は細胞の異常により血液中に放出されるので，血液中の酵素量を測定して，心臓や，肝臓の障害を知ることができる．

2) ALT検査

肝臓の細胞中に最も多く含まれているので，とくに肝機能検査を主目的に行われる．

3) γ-GTP検査

肝-胆道系疾患のスクリーニング検査として用いられ，アルコール常習者などでは高値を示すことが多い．

4) アルカリホスファターゼ(ALP)検査

肝臓から十二指腸に至る胆汁の流出経路の異常を知ることができる．骨の新生状況や肝機能も反映する．

このほかの肝機能検査としてビリルビン(Bil)，乳酸脱水素酵素(LDH)，アルブミン・グロブリン比(A/G比)，コリンエステラーゼ(ChE)検査などがある．

I．糖尿病の検査

血液中のブドウ糖を血糖という．糖質をとると腸から吸収されて肝臓に運ばれ，グリコーゲンとして蓄えられているが，必要に応じてふたたびブドウ糖となり血液の組織に運ばれる．膵臓から分泌するインスリンは糖代謝に強い関わりを持ち，インスリンの働きが弱いと血糖値が高くなり，この状態が継続すると糖尿病となる．さらに，糖尿病が悪化すると全身の毛細血管に異常が起こり，失明したり，腎機能低下のため人工透析が必要になったり，実にさまざまな合併症を引き起こす．

歯科治療に際し，とくに問題となるのは，易感染性と創傷遅延である．このため術前からの感染対策，抗菌剤の投与などが必要となる．

a．尿検査

1) 尿糖：正常値，定性(−)
2) 尿中ケトン体：正常値，定性(−)．重症糖尿病の指標．

b．血液検査

1）血糖検査

随時血糖：正常値は空腹時60～100mg/dl，随時食物摂食後60～160mg/dl（図1-7）．

空腹時140mg/dl以上，随時200mg/dl以上で糖尿病と診断される．

2）経口ブドウ糖負荷試験

軽度糖尿病の診断およびインスリンの分泌能力をみるための検査である．ブドウ糖液75g溶液を飲み，その前後に数回採血する．

正常値は検査開始前110mg/dl以下，1時間後160mg/dl以下，2時間後120mg/dl以下のすべて．糖尿病では，開始前が140mg/dl以上，2時間後が200mg/dl以上のいずれかとなる．

3）グリコヘモグロビン（HbA1）

HbA1は，血色素のヘモグロビンとブドウ糖が結合したもので，HbA1の量からブドウ糖の濃度が測れ，過去1～3か月間の平均的な血糖値を反映する．

4）フルクトサミン

血漿タンパクとブドウ糖が結合した糖化タンパクである．主に糖化される血漿蛋白の半減期が14～28日なので，過去約2週間の血糖の状況を反映する．

J．病理組織学的検査

身体に生じた，さまざまな病変の診断を行う際に，切除した組織片の顕微鏡標本を作製し，病理医が診断をくだすことをいう．

a．口腔領域のおける病理検査

1）生検（試験切除）の手順

①病変周囲に浸潤麻酔を行う．

②メスで組織を採取（切除生検）する．他の採取法として，組織採取用の中空針を用いる針生検，鋭匙搔爬による試験搔爬などがある．

③標本は通常10％ホルマリン固定液に入れる．

④縫合などの止血処置を行う．

※シェーグレン症候群などの系統的唾液腺疾患に対して，唾液腺のうち組織採取の容易な口唇腺の生検を行い，病理組織学的に病変の状態や進行度を推定することができる．

索 引

ア

α-作用	96
Artusio	106
IMZ	79
ITI	79
Rh式血液型	133
RPP	91
アトロピン	113
アナフィラキシーショック	104
アフタ	14
────性口内炎	14
アミド型	96
アルカリホスファターゼ	137
亜酸化窒素	111
悪性黒色腫	41
悪性腫瘍	34
悪性線維性組織球腫	41
悪性リンパ腫	41
圧迫止血	66
圧迫法	82
安静濃縮尿	130

イ

EOG	49
インジケーター	48
────テープ	48
インスリン	92
インフルラン	111
一次救命処置	117
一次消毒	46
一時的止血法	81
移行部唾石	17
移植	74
異常顎運動	27
異物による気道閉塞	117
萎縮	14
意識消失	117

意識レベル	89
咽頭鏡	114
咽頭弁移植術	6
院内感染対策	59

ウ

ウイルス性肝炎	59
ウォッシャーディスインフェクター	47

エ

ABO式血液型	133
AIDS	44, 59, 61
Airway	117
ALT	137
ALP	137
APTT	135
AST	137
HIV	44, 61
HSV	15
MAC	111
MAO阻害薬	112
MRI	28, 40
MRSA感染	59
エアレーション	49
エステル型	96
エチレンオキサイドガス	49
エックス線透過像	34
エナメル上皮腫	34
エピネフリン	96
────過敏症	104
エプーリス	37
エレベーター	62
壊疽性口内炎	14
永久的止血法	82
栄養補給	12
衛生学的手洗い	50
円板整位術	28

円板切除術	28
炎症性エプーリス	38
塩酸ケタミン	112
塩酸プロカイン	102
塩酸プロピトカイン	102
塩酸リドカイン	102
遠隔転移	39
嚥下困難	14
嚥下痛	20, 22, 24

オ

オートクレーブ	47
オクルーザルスプリント	28
オトガイ孔	98
横顔裂	4
横紋筋肉腫	41
温熱療法	40

カ

γ-GTP	137
カートリッジ用注射器	99
カタル性口内炎	14
カフ	88
カポジ肉腫	44
カリフラワー状	39
カルシウム拮抗薬	39
カルバマゼピン	124
カルパルスパスム	103
カンジダ・アルビカンス	16
カンジダ症	14, 16
ガーゼドレーン	69
ガーレー骨髄炎	22
ガウン	53
ガスボンベ	114
ガス滅菌法	49
ガマ腫	32
ガラス製注射器	99
ガルバニー電流	9

下顎窩	25	顎関節強直症	28	顔面神経麻痺	105, 125
下顎関節突起頸部骨折	11	顎関節授動術	29	顔面非対称	6
下顎挙上法	117	顎関節症	27		
下顎孔	98	顎関節造影検査	28	**キ**	
下顎骨骨折	11	顎関節脱臼	25	QOL	41
下顎前突症	6	顎関節内障	27	キシロカイン	102
下顎頭	25	顎関節リウマチ	28	──スプレー	99
下関節腔	25	顎矯正手術	6	──ゼリー	99
下唇裂	4	顎骨骨髄炎	22	──ビスカス	99
化学的損傷	9	顎骨骨膜炎	22	キャニスター	113
化学療法	40	顎骨切除	35	キューンの貧血帯	105
化骨性線維腫	37	顎骨保存療法	35	気化器	113
化膿性炎症	19	顎変形症	6	気管支喘息	92
過換気症候群	102	活性化部分トロンボプラスチン時間	135	気管内チューブ	114
過酸化水素低温プラズマ滅菌法	49	滑液	25	気道確保	117
過剰歯	2	滑走運動	25	気道閉塞の原因	117
顆粒細胞腫	38	紙袋再呼吸法	103	奇形	2
介達骨折	11	完全脱臼(脱落)	10	帰宅判定	116
回転運動	25	完全埋伏歯	3	器械把持鉗子	55
開咬症	6	嵌入	10	機械的損傷	9
開口訓練	29	感染防止	12	偽関節	12
開口障害	20, 21, 24, 27, 105	関節円板	25	義歯性線維症	38
開口部唾石	17	関節鏡視下手術	28	逆転写酵素阻害剤	44
開窓法	31, 33, 72	関節形成術	28	吸引テスト	98
開放骨折	12	関節結節	25	吸収性糸	59
潰瘍	14	関節腔洗浄	28	吸収性止血剤	82
──性口内炎	14	関節腔パンピング	28	吸収性縫合糸	60
外因系凝固因子	135	関節雑音	27	吸啜障害	5
外陰部潰瘍	43	関節包	25	吸入鎮静法	106
外傷性歯根膜炎	10	関節リウマチ	27	吸入麻酔	110
外歯瘻	22	環境的要因	2, 4	──薬	111
外側靱帯	25	観血的整復固定術	77	急性偽膜性カンジダ症	16
外側脱臼	25	簡易スティック検査	130	急性骨髄性白血病	43
外来全身麻酔	116	丸針	58	急性白血病	43
角針	58	含歯性嚢胞	31	急性リンパ性白血病	43
拡大全摘出手術	41	眼窩下孔	98	救急蘇生法	117
核医学検査	40	癌腫	39	巨細胞性エプーリス	38
顎運動練習	28	癌性潰瘍	16	巨大アフタ型潰瘍	44
顎間固定	12	癌乳	39	拠点病院	44
──法	77	顔面痙攣	126	狭心症	91
顎間ゴム牽引	77	顔面神経管	125	頰骨・頰骨弓骨折	11
				頰小帯付着異常	4

凝固時間	135	血液凝固因子製剤	82	甲状舌管嚢胞	33
凝固法	82	血液凝固促進酵素剤	82	甲状腺機能亢進症	93
凝集源	133	血液凝固促進剤	82	甲状腺クリーゼ	93
局所性止血剤	64, 82	血管強化剤	82	交叉適合試験	134
局所麻酔	95	血管結紮法	82	抗ウイルス薬	15
———の補助	99	血管腫	37	抗うつ薬	112
———薬	95	———性エプーリス	38	抗炎症剤	22
———薬中毒	103	血管収縮剤	82, 96	抗癌剤	40
金属アレルギー	16	血管蛋白凝固剤	82	抗菌薬	20, 22
金属シーネ	77	血色素量	134	抗けいれん薬	39
金属プレート	12	血小板数	135	抗凝固薬	113
菌塊	16	血小板増加剤	82	抗真菌薬	16
菌交代現象	16	血清検査	133	抗プラスミン剤	82
筋弛緩薬	112	血糖	138	抗ヘパリン薬	82
筋肉麻酔	111	血友病	135	咬傷	105
禁飲食	113	結核	59	虹彩毛様体炎	43
緊縛法	82	結節性紅斑	43	紅斑	14
		絹糸	59	紅板症	42
ク		言語治療	5	後天異常	2
		原始性嚢胞	31	後天性免疫不全症候群	44
Guedel	106, 110			後方脱臼	25
Kussmaul 呼吸	93	**コ**		高圧蒸気滅菌法	47
クーパー	54			高血圧症	90
クリッキング	27	コカイン	97	高血糖性昏睡	93
クレピタス	28	コレステリン結晶	31	構音障害	5
クローズド・ロック	27	コロトコフ音	88	溝状舌	14
クロロプロカイン	97	ゴム牽引	12	合成糸	59
グリコヘモグロビン	138	固定	12	黒毛舌	15
グロッシッヒ法	54	———期間	77	骨壊死	9
グローブ	53	呼吸	87	骨鉗子	57, 64
偶発症	67	口蓋裂	4	骨関節症	27
口・口人工呼吸法	118	口角鉤	55	骨柩	23
口・口鼻人工呼吸法	118	口腔インプラント	79	骨形成性エプーリス	38
口・鼻人工呼吸法	118	口腔カンジダ症	44	骨腫	37
		口腔心身症	127	骨髄移植	43
ケ		口腔前庭拡張術	4	骨髄炎	9
		口腔内異常感症	127	骨性癒着	28
ケトン体	131	口臭症	127	骨接合型インプラント	79
解熱鎮痛剤	22	口唇・口蓋裂	4	骨肉腫	41
経皮的酸素飽和度計	116	口唇ヘルペス	15	骨ネジ	12
頸部郭清術	40	口底炎	24	骨のみ	57, 64
血圧	87	口底蜂窩織炎	24	骨膜起子	57, 64
血液／ガス分配係数	111	口内炎	14		
血液一般検査	133				

骨やすり	57,64	歯牙腫	35	初期癌	37
根尖性セメント質異形成症	36	歯科麻酔用注射器	62	徐脈	86
根尖囊胞	30	歯冠周囲炎	20	小下顎症	6,29
根側囊胞	30	歯冠破折	10	小帯延長術	4
		歯原性角化囊胞	31	小帯切除術	4
サ		歯原性腫瘍	34	笑気	106,111
Circulate	117	歯原性囊胞	30	消毒	46
サクシニルコリン	112	歯根吸収	34	────薬	49
挫滅法	82	歯根尖切除術	10,31,73	症候性三叉神経痛	124
再建術	40	歯根肉芽腫	30	上顎結節	98
再植	74	歯根囊胞	30	上顎骨骨折	11
────術	10	歯根破折	10	上顎錐形骨折	12
再掻爬	21	歯数の異常	2	上顎水平骨折	12
再発	34,35	歯性上顎洞炎	20	上顎前突症	6
────性アフタ	15,43	歯槽骨骨折	11	上顎洞根治術	32
細胞異型	42	歯槽骨整形術	69	上関節腔	25
最小肺胞濃度	111	歯槽膿瘍	19	上唇小帯付着異常	3
三環系抗うつ薬	112	歯肉剪刀	64	上唇正中裂	4
三叉神経障害	123	歯肉膿瘍	19	上皮性腫瘍	36
三叉神経痛	123	歯肉弁切除	20	上皮内癌	42
三叉神経麻痺	124	試験切除	138	上皮肉芽腫	30
酸素ボンベの取り扱い	122	自己免疫	16	静脈内鎮静法	107
		自立性増殖	34	静脈麻酔	110
シ		持針器	57	────薬	111
10%ホルマリン固定液	138	膝神経痛	126	食道温センサー	116
CD 4 陽性細胞	44	社会的手洗い	50	触診法	88
CT	40	斜顔裂	4	心筋梗塞	91
GFR	131	手指消毒	50	心停止の確認	119
Janneta operation	124	手術前手洗い	51	心電計	115
Japan coma scale	89	腫瘍性エプーリス	38	心マッサージ	117,119
JCS	89	腫瘍類似疾患	37	神経疾患	123
シタネスト	102	周囲結紮法	82	神経性ショック	102
ジアゼパム	107	習慣性脱臼	27	唇顎口蓋裂	4
ジブカイン	97	集合性歯牙腫	35	唇裂	4
止血剤	82	集中治療	121	浸潤	34
止血法	81	充実型	34	────麻酔	97
止血蠟	82	縦骨折	12	人工呼吸	117,118
至適鎮静度	106	褥瘡性潰瘍	9,16	腎クリアランス試験	131
糸球体濾過値	131	出血傾向	43		
指圧法	81	出血時間	43,135	**ス**	
脂肪腫	37	出血性素因	135	Screw Vent	79
紫外線殺菌灯	50	術後性上顎囊胞	32	スクラブ法	51

スコポラミン	113	遷延性知覚麻痺	105	中間尿	130
ステロイド薬	112	全身状態の評価	86	中枢性顔面神経麻痺	125
スナイダー試験	136	全身性止血剤	82	中枢損傷	12
スピーチエイド	6	全身麻酔器	113	中胚葉塊欠損説	4
スプーン状爪	14	全身麻酔法	110	注射針	62
水痘ー帯状疱疹ウイルス	15	全身麻酔薬	111	長期連用薬	112
水疱	14,15	全摘出・閉鎖術	72	聴診法	87
随時尿	130	前癌病変	41,42	直針	58
		前胸部叩打法	121	直達骨折	11
セ		前投薬	113	直腸麻酔	111
セボフルラン	111	前方脱臼	25,26		
セメントーマ	36			**テ**	
セメント質形成線維腫	36	**タ**		DIC	135
正円孔	98	タンポン法	82	TNM分類	39
正中離開	2	多因子遺伝	4	TPHA	136
生化学検査	133	多形性腺腫	37	テトラカイン	97
生検	40,138	───内癌	37	ディスポーザブル歯科用注射針	99
星状神経節ブロック	15,126	多剤化学療法	43	デンタルコーン	21,64
静止性骨空洞	32	多線骨折	12	手足口病	15
精神鎮静法	105	多発性膿瘍	16	低血糖性昏睡	93
整復	12	多房性	34	低体温療法	121
赤血球数	134	唾液流失能試験	136	挺出	10
切開排膿	20,69	唾石症	17	鉄欠乏性貧血	14
切歯孔	98	唾疝痛	17	天疱瘡	15
接触性口唇炎	14	体温	89	転移	34
舌咽神経痛	127	帯状疱疹	15	伝達麻酔法	98
舌咽神経麻痺	127	大口蓋孔	98	電気的損傷	9
舌強直症	3	第四大臼歯	2		
舌小帯短縮症	3	脱分極性筋弛緩薬	112	**ト**	
舌痛症	127	単管式水銀血圧計	87	ドゥルーゼ	16
先天異常	2	単純骨折	11	ドライゼン試験	136
先天歯	2,9	単純性骨嚢胞	32	ドライソケット	21,68
先天性エプーリス	38	単純疱疹	15	ドルミカム	108
剪刀	54	───ウイルス	15	ドレーン	69
腺性口唇炎	14	単房性	34	徒手整復	12,26
腺体内唾石	17	弾機孔	58	凍傷	9
線維腫	37			疼痛の悪循環	123
───性エプーリス	38	**チ**		頭蓋顔面	12
線維性エプーリス	38	チューブドレーン	69	頭蓋内三叉神経減圧手術	124
線維性癒着	28	地図状舌	15	頭部後屈ーあご先挙上法	117
線維束収縮	112	智歯周囲炎	3,20	糖尿病	92
線維肉腫	41	中央配管方式	113		

導管内唾石　17
突発性三叉神経痛　123

ナ

ナイロン　59
内因系凝固因子　135
内因性感染　19
内歯瘻　22
内側脱臼　25
軟口蓋裂　4
軟骨腫　37
軟骨肉腫　41

ニ

ニカルジピン　39
ニトログリセリン　112
ニフェジピン　39
二次救命処置　121
二歯結紮法　77
肉芽腫性エプーリス　38
肉芽腫性口唇炎　14
肉腫　41
乳頭腫　36
　——症　37
尿潜血　131
尿タンパク　130
尿中ウロビリノーゲン　130
尿中ビリルビン　130
尿沈渣　131
尿糖　130
尿の性状　130
妊娠性エプーリス　38

ネ

ネーザルパッド　107
熱傷　9
捻転法　82
粘液嚢胞　32
粘液瘤　32
粘膜下口蓋裂　4
粘膜剥離子　55, 62

ノ

ノータッチテクニック　53
脳梗塞　92
脳出血　92
脳卒中　92
膿瘍　19, 69
　——腔　69
嚢胞　30
　——型　34
　——摘出術　31
　——壁　30

ハ

Basedow 病　93
Heimlich 法　118
ハードレー試験　136
ハリケイン　99
ハロセン　111
ハンター舌炎　14
バイタルサイン　86
バルビツレイト　111
パルスオキシメーター　116
パルチⅠ法　72
パルチⅡ法　72
パンクロニウム　112
はさみ　54
波動　19, 30, 34
破傷風菌　77
歯の異常　2
歯の欠如　2
歯の埋伏　3
背部叩打法　118
梅毒　59
白血病　43
　——細胞　43
　——裂孔　43
白斑　14
白板症　41
剥離性口唇炎　14
麦粒鉗子　55
抜歯　62

　——鉗子　62
　——後の注意事項　67
板状硬結　16
播種性血管内凝固症候群　135

ヒ

B型肝炎ウイルス　61
PSP 排泄試験　131
PT　135
ヒダントイン　39
ヒト免疫不全ウイルス　44
びらん　14
非加熱血液製剤　44
非吸収性縫合糸　60
非上皮性腫瘍　37
非脱分極性筋弛緩薬　112
非定型三叉神経痛　124
非復位型　27
鼻咽腔閉鎖機能　5
　——不全　5
鼻口蓋管嚢胞　32
鼻歯槽嚢胞　33
表面麻酔　96
病的骨折　12
頻脈　86

フ

Breathe　117
Fallopio 管　125
FRIARIT 2　79
VZV　15
フィッシュバーグ濃縮試験　132
フィブリノーゲン増加剤　82
フェニトイン　39
フェリプレシン　96
フェンタニール　112
フュールブリンゲル法　51
フリーラジカル　49
フルクトサミン　138
フルマゼニル　108
ブピバカイン　97
ブランダン・ヌーン嚢胞　32

索　引　145

ブローネマルク	79	──性顎関節症	27	**ム**	
プランマー・ビンソン症候群	14	──治癒	12	無菌症	2
プリロカイン	97	扁平鉤	55	無症候性キャリア	44
プロカイン	97	扁平上皮癌	39	**メ**	
プロテアーゼ阻害剤	44	扁平苔癬	16	メス	54, 64
プロトロンビン時間	135	**ホ**		メトヘモグロビン血症	104
プロポフォール	112	ホッツ床	5	メピバカイン	97
不完全脱臼	10	ホリゾン	107	滅菌	46
不完全埋伏歯	3	保存的整復固定術	77	免疫抑制剤	44
不規則抗体	134	放射線口内炎	9	免疫療法	40
普通孔	58	放射線損傷	9	**モ**	
腐骨	23	放射線療法	40	モスキート止血鉗子	55
副腔形成法	31, 72	放線菌	16	もみ洗い法	52
副腎皮質ホルモン	14, 15, 44	蜂窩織炎	19, 69	毛細血管抵抗試験	43, 135
復位型	27	縫合糸	59	毛様白板症	44
複雑骨折	12	縫合針	58	網膜ブドウ膜炎	43
複雑性歯牙腫	35	縫合法	82	問診事項	90
複視	12	**マ**		**ヤ**	
粉砕骨折	12	マチウ型	57	薬液消毒	49
分割	65	マラッセの残遺上皮	30	薬物性歯肉肥大	38
ヘ		マルゲーヌ骨折痛	13	**ユ**	
β_1-作用	96	マレット	57, 64	ユニバーサルプリコーション	44, 60
β_2-作用	96	マンシェット	88	癒合不全説	4
ヘガール型	57	埋伏過剰歯	2	指交叉法	118
ヘマトクリット	134	埋伏歯	3	弓倉反応	23
ヘモグロビン	134	末期癌	39	**ヨ**	
ヘルトウィヒ上皮鞘	30	末梢神経線維	95	羊皮紙様感	30, 34
ヘルパーT	44	末梢性顔面神経麻痺	125	**ラ**	
ヘルプアンギーナ	15	慢性骨髄性白血病	43	Ramsay-Hunt Syndrome	126
ベーチェット病	15, 43	慢性再発性アフタ	15	ラテックスアレルギー	104
ベクロニウム	112	慢性水疱性疾患	15	ラビング消毒薬	52
ベリルの徴候	110	慢性肥厚性カンジダ症	16	ランセット	132
ベンゾジアゼピン拮抗薬	108	慢性リンパ性白血病	43	卵円孔	98
ペアン止血鉗子	55	**ミ**			
ペニシリン	16	ミダゾラム	108		
ペンタゾシン	112	みずぼうそう	15		
平滑筋肉腫	41	脈拍	86		
平滑舌	14	脈瘤性骨嚢胞	32		
平均赤血球容積	134				
閉鎖骨折	11				
変形	2				

リ

リガ・フェーデ病	3, 9
リドカイン	97
リンパ管腫	37
リンパ上皮性嚢胞	33
リンパ節転移	39
流量計	113
両頭鋭匙	55, 62
良性腫瘍	34
良性セメント芽細胞腫	36
臨床検査	130

ル

ル・フォーⅠ型	12
ル・フォーⅡ型	12
ル・フォーⅢ型	12
類天疱瘡	15
類皮嚢胞	33
類表皮嚢胞	33

レ

Rate Pressure Product	91
relative analgesia	107

ロ

冷凍外科	16
濾胞性歯嚢胞	31
瘻孔	22

ワ

ワッセルマン反応	136
ワルダイエル輪	41
ワンサン症候	23
彎針	58

略　歴

東理　十三雄(かんり　とみお)
昭和38年	日本歯科大学歯学部卒業
昭和46年	日本歯科大学講師(歯学部口腔外科学)
昭和46〜48年	日本大学医学部麻酔学教室留学
昭和49年	日本歯科大学助教授(歯学部歯科麻酔学，新潟歯学部口腔外科学併任)
昭和54〜55年	ロンドン大学留学／イーストマン歯科病院麻酔科
昭和56年	日本歯科大学教授(新潟歯学部歯科麻酔学)，現在に至る
平成3〜12年	日本歯科大学新潟歯学部附属病院長
平成12年	日本歯科大学新潟歯学部歯学部長，現在に至る

山口　晃(やまぐち　あきら)
昭和55年	日本歯科大学新潟歯学部卒業
	日本歯科大学新潟歯学部口腔外科学教室第1講座助手
昭和61年	日本歯科大学新潟歯学部口腔外科学教室第1講座講師
	歯学博士(日本歯科大学)
平成4年	(社)日本口腔外科学会認定医
平成7年	日本歯科大学新潟歯学部口腔外科学教室第1講座助教授
	(社)日本口腔外科学会指導医
	日本歯科大学新潟歯学部附属病院看護科長併任

佐野　公人(さの　きみと)
昭和53年	日本歯科大学新潟歯学部卒業
	日本歯科大学新潟歯学部歯科麻酔学教室助手
昭和56年	日本歯科麻酔学会認定医
昭和58年	日本歯科大学新潟歯学部歯科麻酔学教室講師
	歯学博士(日本歯科大学)
昭和61年	日本歯科大学新潟歯学部歯科麻酔学教室助教授
平成5年	マンチェスター大学歯学部口腔外科学教室留学
平成6年	日本歯科麻酔学会指導医
平成8年	障害者歯科センター長併任

歯科臨床と診療補助シリーズ⑤
口腔外科学と診療補助

2001年3月10日　第1版第1刷発行
2010年2月10日　第1版第3刷発行

監　　修	束理　十三雄
著　　者	山口　晃／佐野　公人
発 行 人	佐々木　一高
発 行 所	クインテッセンス出版株式会社 東京都文京区本郷3丁目2番6号　〒113-0033 クイントハウスビル　電話(03)5842-2270(代表) (03)5842-2272(営業部) (03)5842-2279(書籍編集部) web page address　http://www.quint-j.co.jp/
印刷・製本	サン美術印刷株式会社

Ⓒ 2001　クインテッセンス出版株式会社　　　　禁無断転載・複写
Printed in Japan　　　　　　　　　　　　　落丁本・乱丁本はお取り替えします
ISBN 978-4-87417-675-7　C3047
定価は表紙カバーに表示してあります